KLEINE
KULTURWISSENSCHAFTLICHE
BIBLIOTHEK

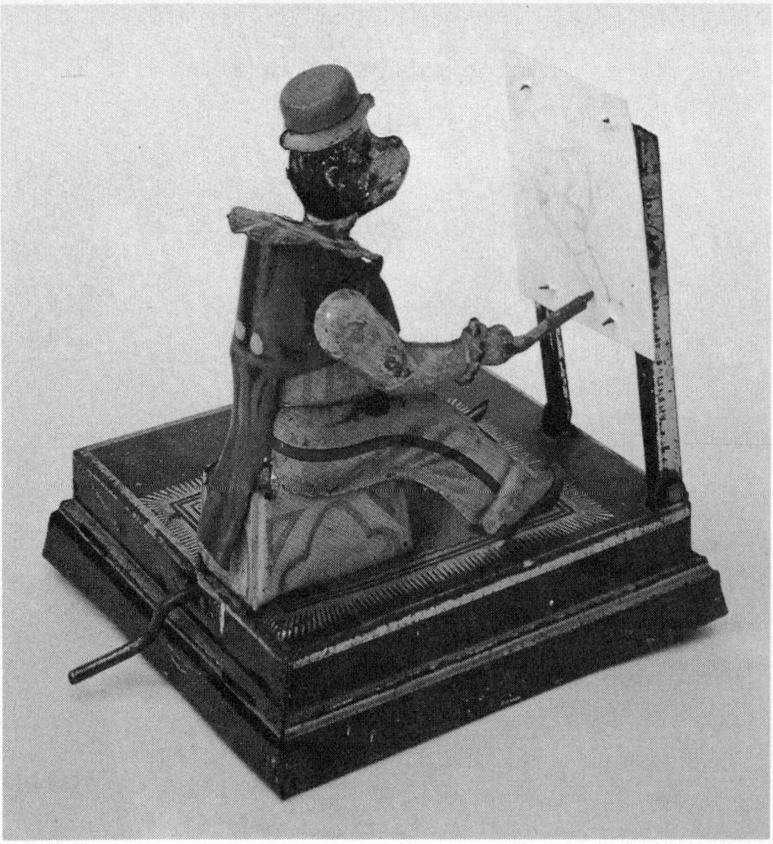

Automat eines zeichnenden Affen,
1895, Straßburg, Musée Historique

HORST BREDEKAMP

ANTIKENSEHNSUCHT UND MASCHINENGLAUBEN

Die Geschichte der Kunstkammer und die Zukunft der Kunstgeschichte

Verlag Klaus Wagenbach Berlin

Antikensehnsucht und Maschinenglauben
erschien im März 1993 als 41. Band der Reihe
KLEINE KULTURWISSENSCHAFTLICHE BIBLIOTHEK

Umschlaggestaltung Rainer Groothuis unter Verwendung eines
Kupferstiches von Sébastien Leclerc (Abb. 28)
Satz aus der Borgis Aldus
Gesamtherstellung durch die Druckerei Wagner, Nördlingen
Gedruckt auf chlor- und säurefreiem Papier

ISBN 3 8031 5141 4

Inhalt

ANTIKENSEHNSUCHT
UND MASCHINENGLAUBEN

Vorwort

Als ich gebeten wurde, den vor zehn Jahren publizierten Aufsatz zur Theorie der Kunstkammer für die »Kleine kulturwissenschaftliche Bibliothek« zum Wiederabdruck vorzubereiten, war lediglich an kosmetische Veränderungen und eine knappe Aktualisierung der Nachweise gedacht. Der Text hatte den Aby Warburg-Förderpreis der Stadt Hamburg erhalten und sollte im wesentlichen seine alte Form behalten*. Die Fülle neu erforschter Materialien der Geschichte des Sammelns, eine Reihe gewandelter Fragestellungen sowie vor allem die Veränderungen im gegenwärtigen Verständnis des Bildes und der Kunst haben aber zum Entschluß geführt, den Text vollständig neu zu schreiben. Von der ursprünglichen Fassung sind schließlich kaum mehr als der Obertitel und der kurze, letzte Satz des Hauptteiles geblieben.

Mein erster Dank gilt dem Wissenschaftskolleg zu Berlin, als dessen fellow des Jahrganges 1991/92 mir die Möglichkeit gegeben war, den Text zu verfassen. Silvia Baumgart, Hartmut Böhme, Heike Hardt, Thomas Ketelsen, Wolfgang Krohn und Martin Warnke danke ich für die kritische Lektüre des Manuskriptes, Marita Bermes, David Freedberg, Thomas Fusenig, Stephen Holmes und Patrizia Pinotti für wichtige Hinweise.

H. B.

* Horst Bredekamp, Antikensehnsucht und Maschinenglauben, in: Forschungen zur Villa Albani. Antike Kunst und die Epoche der Aufklärung (Hg.: Herbert Beck u. Peter Bol), Berlin 1982, S. 507–559

DAS PROBLEM DER BEWEGUNG

Skulptur und Automat

Einer der schwierigsten Momente des an Problemen nicht armen Lebens von Benvenuto Cellini kam im Januar 1545 in der Galerie des Schlosses von Fontainebleau: Cellini hatte den Auftrag erhalten, für den französischen König François Ier eine Reihe von Silberstatuen zu schaffen, von denen aber nur eine Jupiterfigur fertiggestellt war. Um sein Versäumnis zu überspielen und um der Mißgunst der mächtigen Madame d'Estampes zu begegnen, versuchte er, seine Silberfigur mit ungewöhnlichen Mitteln aufzuwerten. Einen ersten Vorteil konnte er sich dadurch verschaffen, daß Madame d'Estampes den Besuch des Königs bis in die Dämmerung hinauszögerte, damit sich sein Werk »wegen der Dunkelheit weniger schön ausnähme. Wie aber Gott denen, die zuversichtlich an ihn glauben, es verheißen hat, so geschah gerade das Gegenteil von dem, was sie geplant hatte. Denn als es Nacht wurde, zündete ich die Kerze in der Hand des Jupiters an, und da er diese etwas über seinen Kopf hielt, fielen die Strahlen von oben und gaben dem Bildnis ein schöneres Aussehen als es bei Tage gehabt haben würde«.

Wirkungssteigernd kam hinzu, daß Cellini die Silberfigur auf eine goldene Plinthe gestellt hatte, die ihrerseits mit einem kaum sichtbaren Holzblock verbunden war: »In diesem Holzblock aber hatte ich vier Kügelchen aus hartem Holz angebracht, die mehr als zur Hälfte in ihrem Behälter verborgen waren; sie hatten die Größe von Schleuderkugeln, und alles war so geschickt angeordnet, daß ein kleines Kind ohne die geringste Mühe dieses Jupiterbild vorwärts und rückwärts und zur Seite bewegen konnte.« Als der König schließlich mit Gefolge die Galerie betrat, »ließ ich von meinem Gesellen Ascanio den schönen Jupiter ganz sacht vorwärtsbewegen, und weil ich die Vorrichtung, durch die sie bewegt wurde, recht sinnreich gemacht hatte, so erschien durch jene leichte Bewegung die Bildsäule, wie wenn sie lebendig wäre. Da ließen alle Augen von den antiken Bildwerken ab und wandten sich sofort mit großem Vergnügen meinem Werke zu«. Mit Hinweis auf die Unübertrefflichkeit der antiken Skulptur versuchte Madame d'Estampes die Wirkung zu beeinträchtigen, aber François Ier urteilte unbeirrt: »Wer diesem Manne etwas Ungünstiges antun wollte, der hat ihm eine große Gunst erwiesen; denn gerade diese herrlichen Figuren sind ein sichtbarer Beweis, daß sein Werk viel schöner und wunderbarer ist; darum gereicht es unserem Benvenuto zu hohem Ruhme, daß seine Arbeiten den Werken der Alten nicht gleichkommen, sondern sie sogar übertreffen«. Die Botschaft war deutlich. Der mechanische Impetus belebte das Bildwerk und half seinem Schöpfer, den Wettstreit zu gewinnen – moderne Kunst überstrahlte die Pracht der Antike als »machina«[1].

Der Konflikt zwischen der bewegungsfähigen modernen und der statischen antiken Statue könnte wie eine Vorstufe jener maschinellen Selbstbewegung wirken, die in den Automaten des 18. Jahrhunderts ihre wohl tiefgründigsten Triumphe feierte. Schon ein flüchtiger Blick zeigt jedoch, daß das Verhältnis von modernen Automaten und antiken Skulpturen keine Einbahnstraße war und daß der Vorfall in Fontainebleau eine Wertehierarchie bezeugt, die mit gleichem Recht auch umzukehren war.

Eine nachträgliche Bestätigung von Cellinis Manipulation und der hierdurch ausgelösten Effekte scheint zunächst »La charmante catin« (Abb. 1), ein Jugendwerk des französischen Zeichners und Kupferstechers Charles-Nicolas Cochin aus dem Jahre 1731 zu bezeugen. Es zeigt inmitten einer vornehmlich aus Frauen bestehenden Salongesellschaft eine von Kerzen angestrahlte Puppe, die sich, durch ein inneres Uhrwerk angetrieben, als eine solche Automate bewegt:

Sans badiner, mais ce que nous sommes,
Telles est souvent notre destin.
Les Grands, quand il leur plaît,
font a peu près des hommes
Ce qu'un ressort caché fait icy de Catin[2].
Ohne zu scherzen – aber das, was wir sind
liegt oftmals ganz in unserem Los.
Wenn es den Großen gefällt,
treiben sie ein wenig mit den Menschen,
was eine unsichtbare Feder hier bei der Kurtisane bewirkt.

Durch die Gleichsetzung von Puppe und »Catin« (Kurtisane) ironisiert der Text die Käuflichkeit und die verborgene Steuerung scheinbar freier und autonomer Bewegung. Die Illustration besticht aber nicht als pure Umsetzung dieser etwas naiven Moral, sondern durch die Art, in der die Automate die moralisierende Ebene verläßt. Cochin hat alle Verve auf den illusionären Effekt autonomer Bewegung gelegt. In ein diffuses und flackerndes Licht getaucht, beherrscht die Puppe mit der Macht einer übernatürlichen Erscheinung die Szene. Angesichts der Magie dieser Selbstbewegung fällt die einfach gekleidete Frau des Vordergrundes zur Orantengeste auf die Knie, und auch die übrigen, distanzierteren Zeugen wirken betroffen.

Wenige Jahre nach Cochins Stich (1738/39) schuf Jacques de Vaucanson jene Automatentrias eines Flötenspielers, eines Trommlers und einer Ente, die Voltaire zum Urteil anregte, daß »der kühne Vaucanson, Rivale des Prometheus, / die Triebkräfte aus der Natur nachahmend, / das Feuer der Himmel zur Belebung der Körper zu nehmen schien«[3]. Im Jahre 1748 präzisierte der Arzt Julien Offray de La Mettrie, daß es angesichts der Fortschritte auf dem Gebiet der Automatenproduktion, wie sie Vaucanson auf so bemerkenswerte Weise betreibe, nur eine Frage der Zeit sei, wann der Mensch durch einen besonders

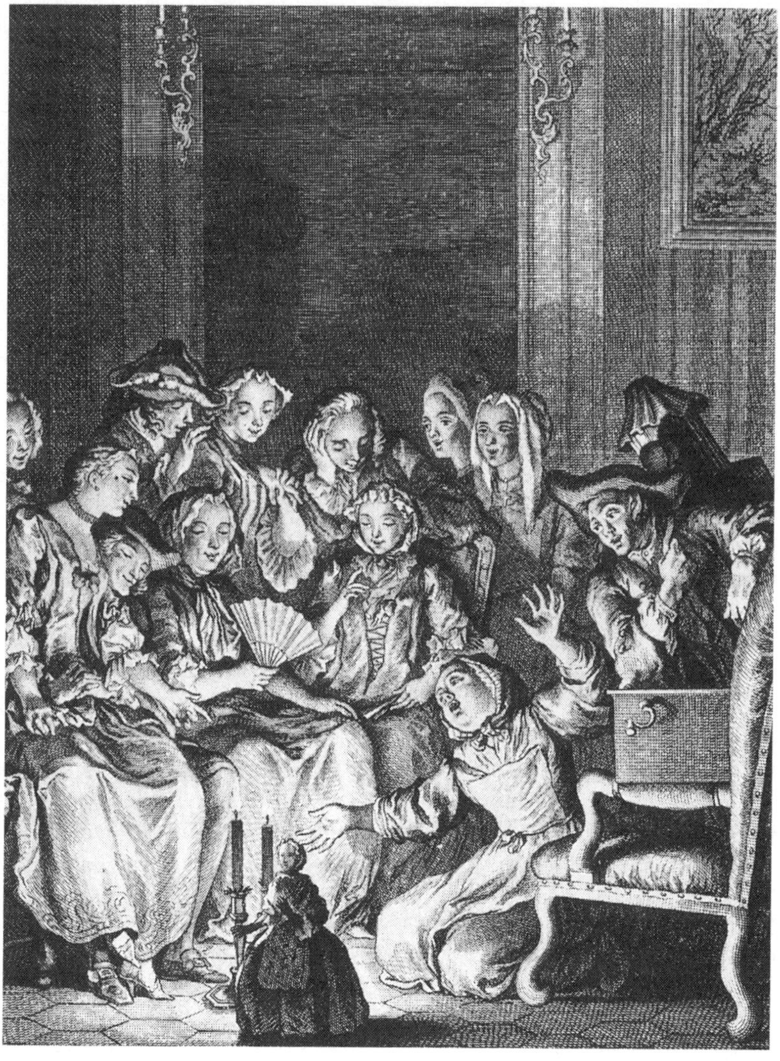

Abb. 1: La charmante catin,
Kupferstich von Charles-Nicolas Cochin, 1731,
Paris, Bib. Nat.

geschickten Automatenbauer künstlich hergestellt werden könne[4]. Die Einlösung dieser Versprechung schien gekommen, als in den siebziger Jahren ähnliche, aber kompliziertere Figuren verschiedene Tätigkeiten wie Klavierspielen, Malen und Schreiben auszuführen vermochten. Wie ein Kind, das zu lernen beginnt, konnte ein solcher Automat von Pierre Jaquet-Droz Sätze schreiben, die das Erwachsenwerden dieser Kunstgebilde prognostizierten: »Wir sind die Androiden« oder »Cogito, ergo sum«[5] (Abb. 2). Eine neue Phase der Schöpfungsgeschichte schien angebrochen, die alles bisher Geschaffene hinter sich zu lassen versprach.

Umso überraschender wirkt, daß diese Bewunderung der Androiden keineswegs auf Kosten der Verehrung antiker Statuen ging. In ganz Europa wurden Antikensammlungen neu eingerichtet oder neu arrangiert, und wo Originale nicht zur Verfügung standen, wurden Abgüsse aufgestellt (Göttingen ab 1767, Mannheim ab 1769), die kaum weniger enthusiastisch aufgenommen wurden als die Originale selbst[6]. Als Johann Wolfgang Goethe in seiner Jugend die Mannheimer Sammlung besichtigte, fand er »die herrlichsten Statuen des Altertums nicht allein an den Wänden gereiht, sondern auch innerhalb der ganzen Fläche durcheinander aufgestellt; ein Wald von Statuen, durch den man sich durchwinden, eine große ideale Volksgesellschaft, zwischen der man sich durchdrängen mußte. Alle diese herrlichen Gebilde konnten durch Auf- und Zuziehn der Vorhänge in das vorteilhafteste Licht gestellt werden; überdies waren sie auf ihren Postamenten beweglich und nach Belieben zu wenden und zu drehen«[7]. Nichts scheint der Hochschätzung von Automaten zu entsprechen: Das magische Licht des Cochin-Stiches ist einer ästhetisch adäquaten Beleuchtung gewichen, die Bewegung der Figuren folgt einer äußerlichen Mechanik, und ihr Eindruck von Lebendigkeit erzeugt nicht etwa die Aura einer zukünftigen, menschverdankten Schöpfung, sondern eine vergangene, erhabene Form[8], die den modernen Zeitgenossen zum Wesen niederer Ordnung macht.

Während die Antikenskulptur für Goethe einen unerfüllbaren Anspruch aus einer fernen Vergangenheit vorzuleben schien, hatte sich in La Mettries Hoffnung auf Verschmelzung von Mensch und Maschine die strahlende Perspektive auf eine neue Etappe der Schöpfung aufgetan. Skulptur und Android verkörpern nicht nur grundlegend unterschiedliche Formen, sondern auch weit auseinanderstrebende, wie durch Abgründe voneinander getrennte Zielsetzungen.

Doch Étienne Bonnot de Condillacs im Jahre 1754 publizierter »Traité des sensations« enthielt zumindest den Anklang einer Verbindung. Als Hauptperson dieses Textes tritt eine »Statue« auf, die durch ihre kalte Marmorhaut von ihrer Umwelt abgekapselt ist und daher frei von jeder Erfahrung und Erinnerung mit gleichsam leerem Gehirn weder Erkenntnisse noch Moralbegriffe besitzt, die sich aber, sowie ihr die Sinne und vor allem der Tastsinn gegeben werden, mit Seele zu füllen beginnt. Wie der Bildhauer die Form aus dem

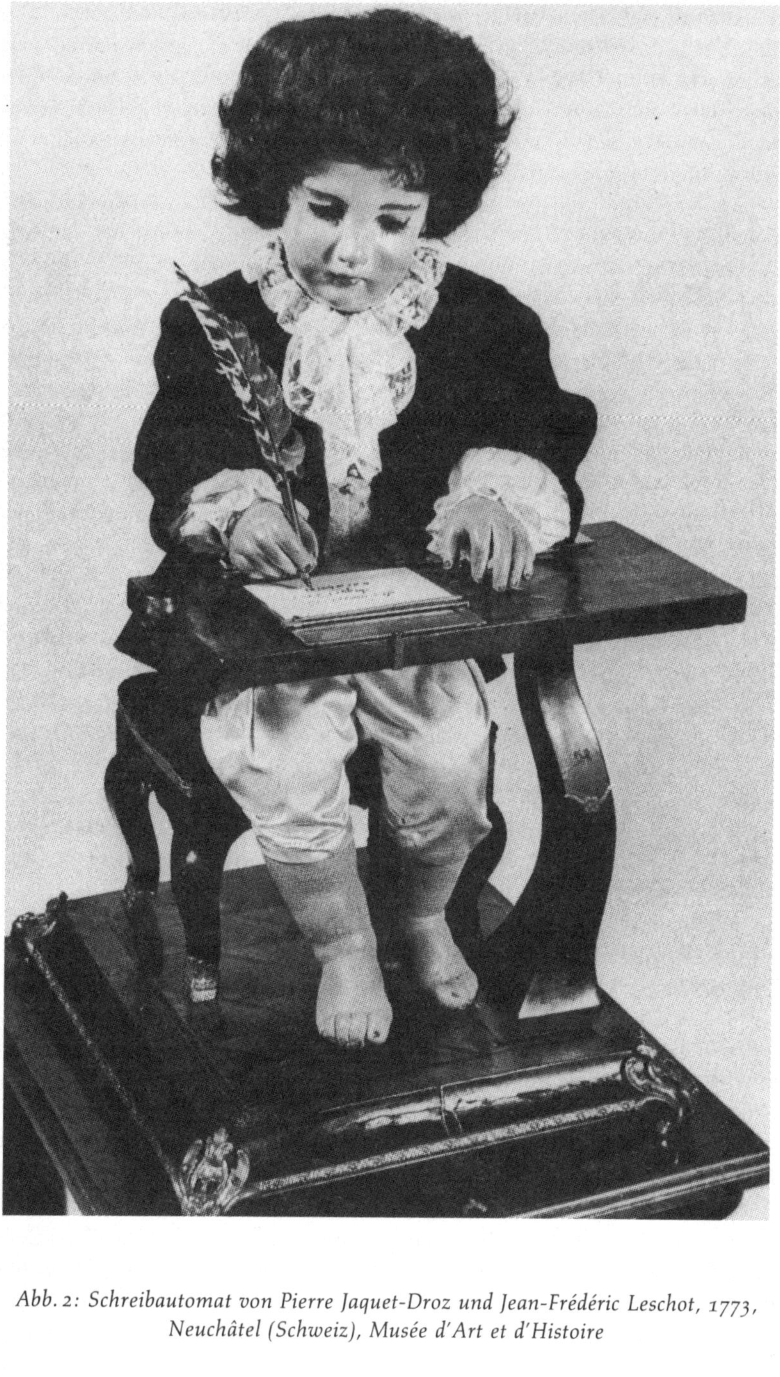

Abb. 2: Schreibautomat von Pierre Jaquet-Droz und Jean-Frédéric Leschot, 1773, Neuchâtel (Schweiz), Musée d'Art et d'Histoire

rohen Stoff meißelt, so ertasten sich die Menschen gemäß der marmornen Statue selbst: »Erfahrung und Überlegung werden für sie dasjenige sein, was der Meißel in den Händen des Bildhauers ist, der aus einem ungeformten Stein eine vollendete Statue meisselt, und je nach der Kunst, mit der sie den Meißel handhaben, werden sie aus ihren Empfindungen neue Erkenntnisse und neue Freuden hervorgehen sehen«[9].

Als Verkörperung des ursprünglich begriffslosen Daseins wandelt sich Condillacs Statue durch die Aufnahme und Verarbeitung sinnlicher Erfahrung zum beseelten Menschen, wobei nicht nur an das Pygmalionmotiv der Beseelung einer zunächst »kalten« antiken Statue, sondern auch an die Verlebendigung eines sich in autonomer Bewegung selbst erziehenden Automaten zu denken ist[10]. Im Zusammenspiel von autonomer Bewegung und marmorner Außenhaut bringt diese Statue Momente der Kunst und der Mechanik, der Antike und der Maschinenwelt zusammen.

In ihrer zwischen Skulptur und Automat vermittelnden Position kann Condillacs Statue als ein Leitmotiv gelten. So diametral sich beide gegenüberstanden, besaßen Androiden und Antiken einen gemeinsamen Bezugsrahmen darin, daß sie als Ausdruck der Bemühung verstanden wurden, durch Formung von Naturstoff eine vermittelnde Instanz zu prägen, an der sich im Zwischenbereich von natürlicher Beschaffenheit und menschlicher Prägung die Beziehung zwischen Mensch und äußerer Natur klären ließ. Das Interesse an ihrer Erscheinung und ihrer Geschichte wurde zu einem wesentlichen Teil durch die theoretische Neugierde geweckt, wie das Verhältnis der Produkte des Menschen zur Natur zu bestimmen sei.

Naturgeschichte ohne Zeit

Im Gegensatz zum heutigen Verständnis bezog sich der durch Plinius d.Ä. geprägte Begriff der Naturgeschichte (naturalis historia) nicht auf die Entwicklung der Objekte und Arten der Natur, sondern auf die Beschreibung ihres gegebenen Zustandes. Naturgeschichte entwickelte eine flächige Beschreibung des Bestehenden, nicht aber eine historische Evolution des Gewordenen. Im Einklang mit der ursprünglichen Bedeutung von »historia« als Bericht über einen einzelnen Vorfall oder eine Begebenheit war in der beschreibenden Natur»geschichte« jede Historizität der natürlichen Welt zugunsten der puren Deskription des Stoffes, seiner Eigenarten und seiner Verwendungsmöglichkeiten ausgeblendet. Dieses Konzept wurde im Christentum kanonisiert, da die Beschränkung der »Geschichte« zur mosaischen Chronologie paßte, derzufolge die Schöpfung in sechs Tagen erfolgt und vom siebten Tag an in der Grundstruktur der Arten und Stoffe unverändert geblieben war. Die Natur besaß keine Geschichte, sondern eine Physiognomie.

Als ein Markstein der Überwindung dieses Konzeptes[11] gilt Immanuel Kants im Jahre 1775 vorgenommene Zerlegung der »naturalis historia« in eine beschreibende und eine historische Komponente: »Wir nehmen die Benennungen **Naturbeschreibung** und **Naturgeschichte** gemeiniglich in einerlei **Sinne**. Allein es ist klar, daß die Kenntnis der Naturdinge, wie sie **jetzt sind**, immer noch die Kenntnis von demjenigen wünschen lasse, was sie ehedem **gewesen sind**, und durch welche Reihe von Veränderungen sie durchgegangen, um an jedem Ort in ihren gegenwärtigen Zustand zu gelangen«. Daraus ergibt sich die Notwendigkeit einer Historisierung der Naturgeschichte: »Die **Naturgeschichte**, woran es uns fast noch gänzlich fehlt, würde uns die Veränderung der Erdgestalt, ingleichen die der Erdgeschöpfe (Pflanzen und Tiere), die sie durch natürliche Wandrungen erlitten haben, und ihre daraus entsprungene Abartungen von dem Urbilde der Stammgattung lehren«[12]. So zukunftsträchtig sich dieses Konzept einer Naturgeschichte in der *Zeit*, die sich von der klassifizierenden Beschreibung im *Raum* trennt, ausnimmt, so war es doch keineswegs neu. Es beruhte auf Erfahrungen, die sich auf visuellem Gebiet seit mehr als zweihundert Jahren in den Sammlungen der Kunstkammern ergeben hatten. Hierbei spielten sowohl antike Skulpturen wie auch Automaten eine entscheidende Rolle, weil sie an zwei Brennpunkten des Ineinanders und des Konfliktes von Natur- und Menschenwerk eine Dynamisierung der Natursicht betrieben, die, ohne dies steuern zu können, durch den puren Augenschein zu einer historischen Vertiefung der Naturgeschichte gelangte.

Unter dem suggestiven Begriff »Kunst- und Wunderkammer« wurde dieser Sammlungstyp jedoch in ein Klima des Vorwissenschaftlich-Bizarren versetzt, so daß die naturphilosophische Seite seiner Objektarrangements trotz jüngerer, großangelegter Rekonstruktionsversuche der Sammlungsbestände und ihrer begleitenden Theorien verborgen blieb[13]. Um die beiden Pole der antiken Skulptur und des Automaten baute sich in den Sammlungen dieser Prägung ein Kompendium menschlicher Kunstfertigkeit auf, das ein geschichtliches Tiefendenken bis in die Naturgeschichte hineintrieb. Als These sei formuliert, daß die Historisierung der Natur bereits im Horizont der Kunstkammern des 16.–18. Jahrhunderts lag.

DIE HISTORISCHE KETTE

Naturform und antike Skulptur

Antike Skulpturen stehen in der Naturkunde der Renaissance in einem brisanten Zusammenhang, weil sich in ihnen die Unterscheidung von göttlich-natürlicher und menschlicher Gestaltungskraft vernebelt. Kategorial den Fossilien zugerechnet, weil sie wie diese in der Erde zu finden sind, pendeln sie zwischen der Formkraft der Natur und menschlichem Gestaltungsvermögen. Parmigianinos rätselhaftes, bislang ungedeutetes »Bildnis eines Sammlers« visioniert diese Spannung zwischen natürlicher und menschlicher Gestaltung als Zusammenspiel der drei Reiche der Natur (Abb. 3). Rechts hinter der beherrschenden Halbfigur erscheint der Bereich der vegetabilen Natur, während sich links eine hohe Felsenformation auftürmt, die dem Reich des Mineralogischen zugehört. In der Gesteinswand zeichnet sich ein Hochrelief ab, das neben Mars und Venus auch Cupido als Frucht ihrer Liebesbeziehung vereint. Der Felsen geht zu Füßen der Bildwerke in die Andeutung von Architektur über, so daß sich die Figurengruppe wie ein Giebelfries darbietet, der einen Mittler zwischen der rohen und der gestalteten Materie abgibt. Die Gestalten schälen sich aus dem schroffen Gestein, ohne diesen Bereich bereits ganz verlassen zu haben. Der eigenartig ambivalente, gärende Eindruck der Figuren wird durch die zwischen Pflanzen- und Gesteinswelt aufgehenden Lichtstrahlen verstärkt, die dem sich vorbeugenden Mars jene fast unheimliche Lebendigkeit verleihen, von der noch die Automate im Stich Cochins (Abb. 1) zehren wird[14].

Als Krone des animalischen, dritten Reiches der Natur beherrscht der Mensch den Vordergrund. In der Linken hält er ein Buch, bei dem unklar bleibt, ob es selbst ein Sammelobjekt darstellt oder den humanistischen Geist anzugeben versucht, in dem sich das Sammeln abspielt. Die auf dem Tisch ausgebreiteten Objekte – unbestimmbare Medaillen, eine offenbar antike Münze und eine Venusstatuette – definieren den jungen Mann als einen Sammler von Zeugnissen vornehmlich der Antike. Das über dem Pflanzenreich aufstrahlende Licht vermittelt zum Naturkunstwerk und schließlich zum frei verfügbaren Kunstobjekt, da es seitlich auch bereits die ausgestellten Gegenstände und den Sammler trifft, der zum Nutznießer und Beherrscher einer ursprünglich von der Natur selbst ausgehenden Formkraft wird.

Die hier verborgene Gemeinsamkeit von Kunstsammler und Naturforscher baute darauf, daß ihre theoretischen Grundlagen in wesentlichen Punkten übereinstimmten. Der Gedanke, daß Kunstwerke und vorzugsweise Antiken zwischen Natur und Mensch zu vermitteln vermögen, gehörte zum festen Bestand der Kunsttheorie wie auch der Naturwissenschaften. So führte der

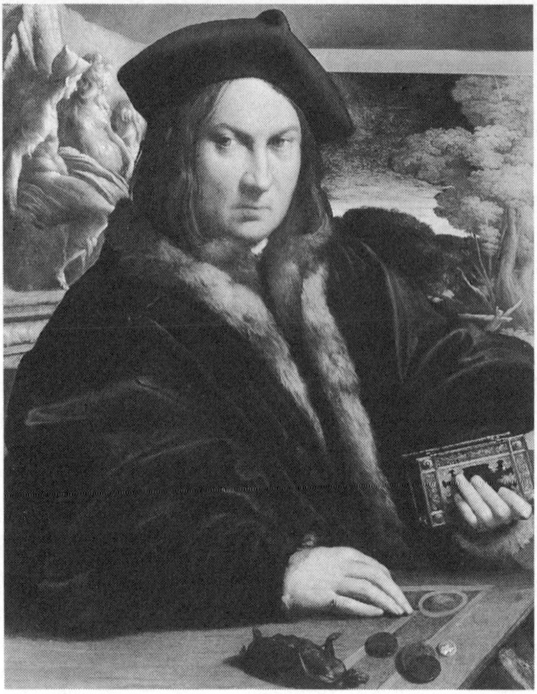

Abb. 3: Bildnis eines Sammlers, Il Parmigianino, ca. 1523, London, National Gallery

Bologneser Universalgelehrte Ulisse Aldrovandi, von dem bezeichnenderweise auch die erste systematische Auflistung der in Rom gesammelten Antiken stammt[15], in seinen naturkundlichen Abhandlungen nicht nur die Beschaffenheit, das Aussehen, die verschiedenen Zustände und Fundorte der Gegenstände, sondern auch ihre Benutzbarkeit, ihre Bedeutung in Erzählungen und geschichtlichen Ereignissen und ihre Formung durch Natur und Mensch auf. Die Geschichte eines natürlichen Gegenstandes war damit in ein menschliches Bezugsnetz eingespannt. In seinem posthum (1648) publizierten »Musaeum Metallicum« hat Aldrovandi die einzelnen Objekte und Materialien denn auch sowohl in ihrer Stofflichkeit wie auch in ihrer Erscheinung als Kunstwerke erörtert und ihren Wert als Idole, Statuen und Münzen erwähnt. Im Einklang mit Parmigianinos gemalter Naturgeschichte war der Natur selbst die Fähigkeit zugesprochen, Bildwerke zu erzeugen. Als eine Nagelprobe dieses Konzeptes präsentierte Aldrovandi im Abschnitt über den Marmor Bilder von Tieren und Menschen wie die »icon« eines Eremiten, die von der Natur allein geschaffen waren: »in Marmore à Natura sculptus« (Abb. 4). Wie eine Synthese oder Vermittlung von Natur und Mensch aber markierte eine Reihe antiker Statuen den Schlußpunkt (Abb. 5)[16].

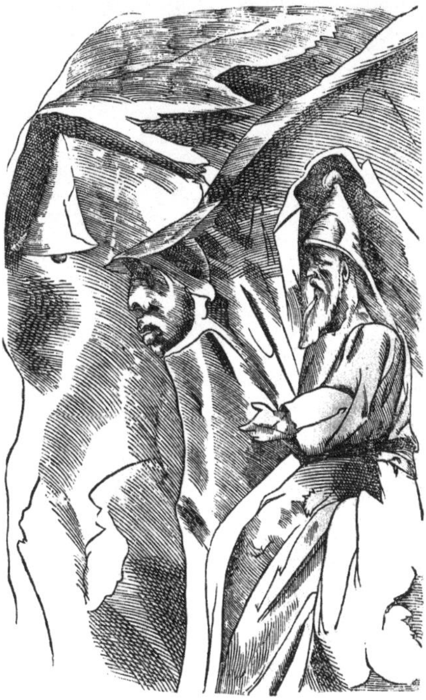

Abb. 4: Zufallsbilder in Marmor, Illustration in: Ulisse Aldrovandi, Musaeum Metallicum, 1648

Eine treffende Version dieses Gedankens hat auch Michele Mercati, Sachwalter der botanischen Gärten unter Papst Pius V., niedergelegt. Er stellte um 1580 ein naturgeschichtliches Museum aus den Beständen des Vatikan zusammen und verfaßte ein Inventar, das – wenngleich oft benutzt – erst 1717 gedruckt wurde. Wie Aldrovandi ordnete auch er den verschiedenen Erdstoffen in sonderbaren Formen und Versteinerungen die jeweils materialiter zugehörigen Kunstwerke zu. Die Stiche des westfälischen Stechers Anton Eisenhoit präsentieren im Kapitel »Marmor« u.a. Laokoon, den Apoll und den Torso vom Belvedere (Abb. 6). Sowohl die frontalen Bruchstellen, die das Binnengestein in ungewöhnlicher Härte bloßlegen, wie auch die Sockelzonen, die den Übergang vom Boden zum Postament und zur Figur im Gegenzug als einen fließenden Übergang beschreiben, lassen die materiale Herkunft »klassischer« Form besonders eindrucksvoll aufscheinen[17].

Die Gesamtdarstellung der »Metallotheca« bietet den naturphilosophischen Hintergrund dieser Sachordnung, die den Mineralstoff in das antike Bildwerk münden läßt (Abb. 7). Der Stich zeigt das vom Wappen des Aldrobandini-Papstes Clemens VIII. bekrönte, in einem der Trakte des vatikanischen Belvedere-Hofes untergebrachte Museum. Im Gegensatz zum exakt wieder-

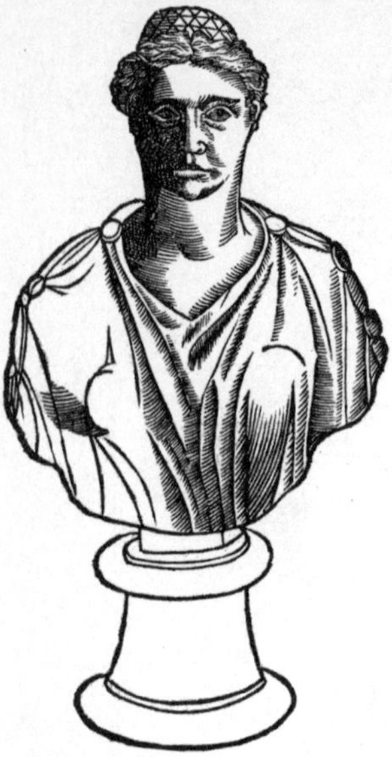

Abb. 5: Büste der Lukretia,
Illustration in: Ulisse Aldrovandi,
Musaeum Metallicum, 1648

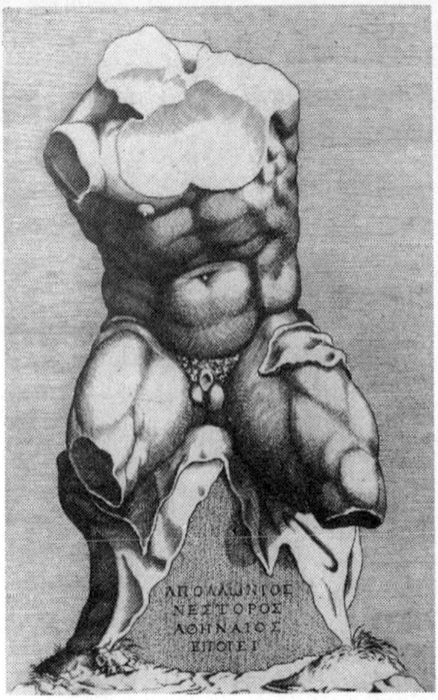

Abb. 6: Torso vom Belvedere,
Kupferstich von Anton Eisenhoit, um 1580,
in: Michele Mercati, Metallotheca, 1717

gegebenen Inneren erweist sich der Ausblick, in dessen Zentrum ein dem »Tempietto« Donato Bramantes nachempfundener Rundtempel postiert ist, als eine programmatische Erfindung.

Es handelt sich um die phantasievolle Rekonstruktion einer antiken Anlage, wie sie Pirro Ligorio, den Mercati sehr gut gekannt haben muß, nach Marcus Terentius Varros berühmter Beschreibung seines »Ornithon« von Casinum entworfen hat (Abb. 8). Der Grund dieses Ausschnittzitates wird darin gelegen haben, daß hier ebenfalls eine naturkundliche Anlage beschrieben und daß dieser ein »museum« vorgelagert war[18]. Mercati transponiert den ornithologischen Gehalt von Varros Komplex auf einen mineralogischen Sinn, indem er in die Mitte des Tempiettos eine Statue stellt, in deren Oberkörper sämtliche Fluchtlinien zusammenlaufen (Abb. 9). Eine solch präzis bezogene Perspektive ist nicht nur mathematisches Kunststück, sondern auch »symbolische Form«, da sie sich hinter dem Zielpunkt zu einem neuen, reziproken Kegel öffnet, von dessen Seite her der Betrachter seinerseits angesehen wird: Vom Auge Gottes oder von der Unendlichkeit[19].

Mercati gibt diesem Konzept eine besondere Wendung, insofern hinter dem intakten Tempel in Form eines ruinösen Baukomplexes Menschenwerk zu erkennen ist, das von der Natur zurückgefordert und durch Erosion in ihr Primärreich wiederaufgenommen wird. In Form der Statue, die nicht als Zielpunkt, sondern als Vermittlungsstation der vor und hinter ihr symbolisierten

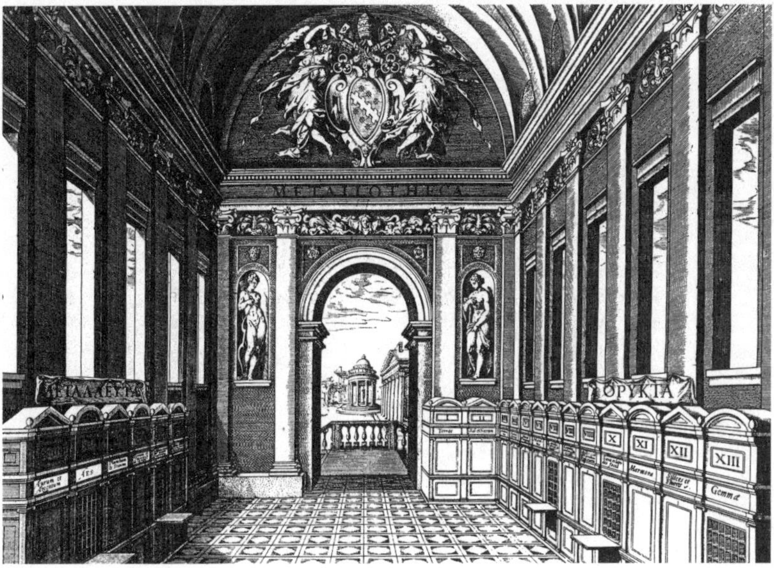

Abb. 7: Museum des Michele Mercati,
Kupferstich von Anton Eisenhoit, um 1580,
Frontispiz in: Michele Mercati, Metallotheca, 1717

Geschichtsräume auftritt, wird der Fluchtpunkt zur Membran der Durchlässigkeit zur Welt des Vor- und Übermenschlichen. Während die Ruine als Gegenspielerin zur »Metallotheca« die vorgeschichtliche Naturmacht symbolisiert, kommen Natur- und Menschenwerk in der antiken Skulptur in ein Gleichgewicht, das die dauerhafte Vermenschlichung der Natur eröffnet. Die Skulptur im Rundtempel steht somit als Vermittlerin zwischen Naturform und Menschenwerk in doppeltem Bezugsfeld. Vom Hintergrund her ist sie der Fluchtpunkt der Natur, während sie aus der Perspektive des Museums zum Ausgangspunkt der menschlichen Naturformung wird.

Daniel Mijtens ca. 1616 geschaffenes Bildnis des Thomas Howard, Earl of Arundel, bietet einen vergleichbaren Rückblick (Abb. 10)[20]. Der Graf sitzt vor seiner Antikengalerie, die aber nicht etwa getreu abgebildet, sondern durch Elemente römischer Palastarchitektur zu einem Idealbild aufgewertet ist. Die Fluchtlinien des Gemäldes treffen sich im Horizont, also an jener Grenze zwischen Universum und terrestrischer Welt, an der die Bewegungen von Himmel und Erde am sinnfälligsten zu beobachten sind. Wie schon bei Parmigianino bilden die Antiken jenes Scharnier zwischen der Welt des Betrachters und der Unendlichkeit der Natur, das die Welt der Materie vermenschlicht. Daß ein verborgener Sinn existiert, verdeutlicht auch die Geste des Earl. Mit Hilfe des Stabes bringt er die Galerie dem Betrachter nahe, rückt sie aber zugleich ins Bildhaft-Imaginäre, als habe er keinen Raum, sondern eine Tafel als

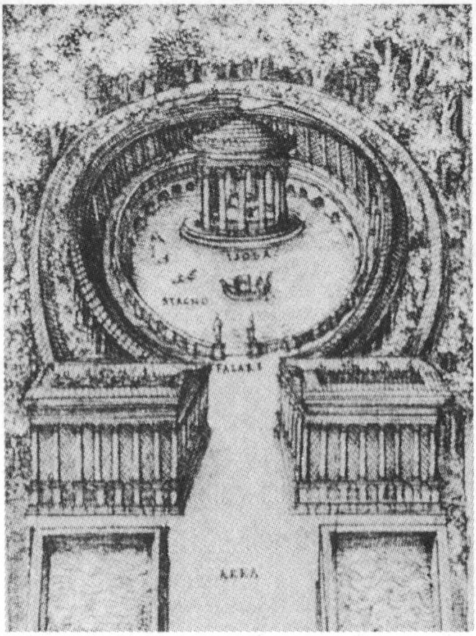

Abb. 8: Das Vogelhaus des Marcus Terrentius Varro,
Zeichnung von Pirro Ligorio, nach 1550,
Turin, Archivio di Stato

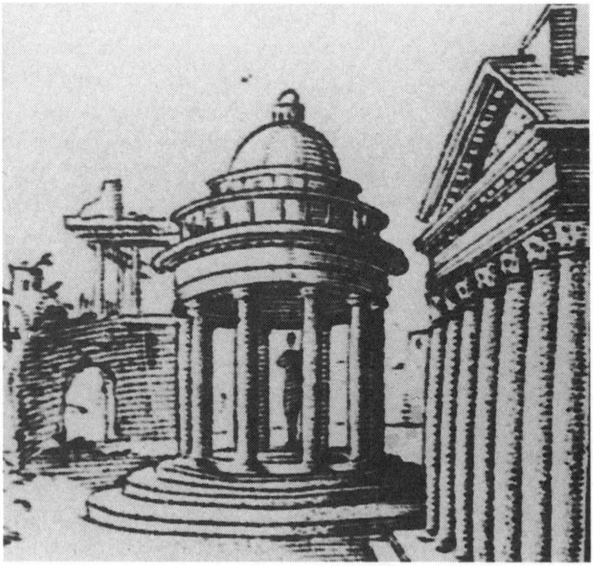

Abb. 9: Anton Eisenhoit, Museum des Michele Mercati
[Ausschnitt von Abb. 7]

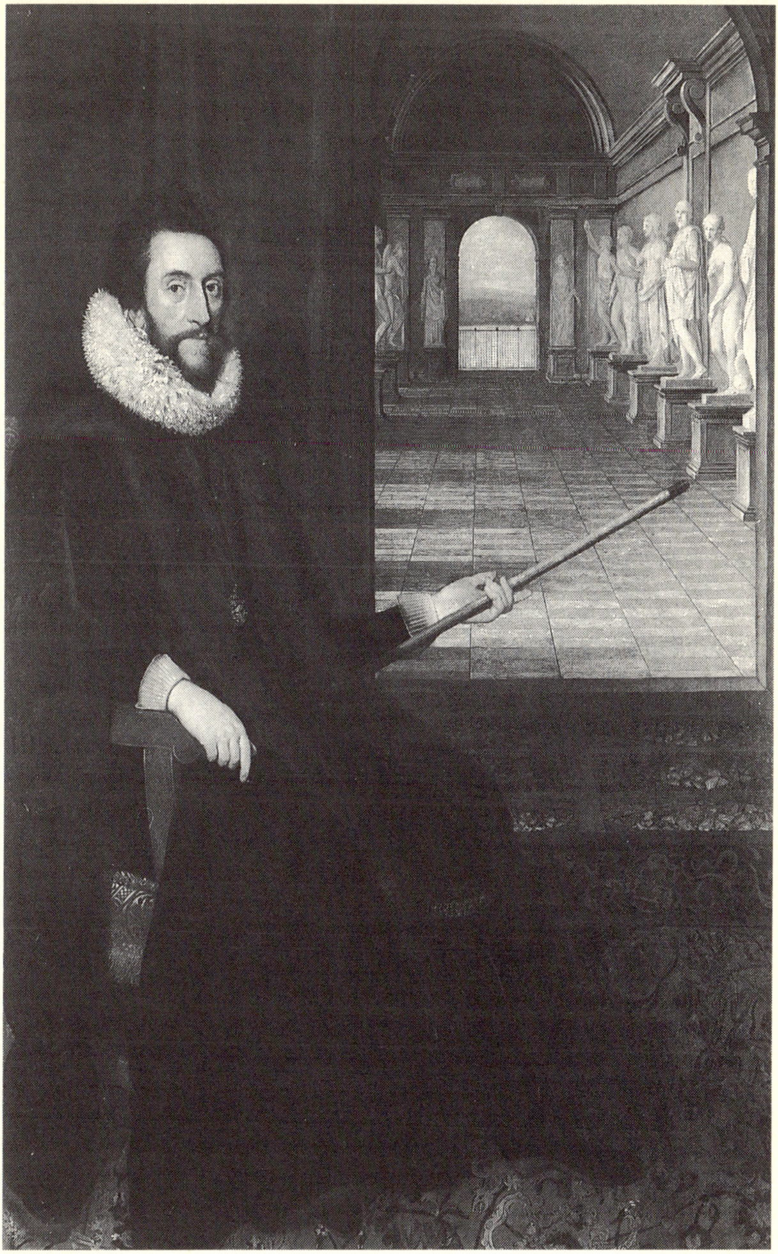

Abb. 10: Bildnis des Earl of Arundel, Gemälde von Daniel Mijtens, ca. 1616, Arundel Castle

Einsatzbild vor sich. Das Besondere dieser Gattung des »Bildes im Bild« liegt darin, daß sie das eingefaßte Bild mit der Aura von ähnlich bewahrten Reliquien versieht[21].

Auch die Reliquienproblematik berührt das Grundproblem der Beseelung oder Vergeistigung von Stoff; was in ihrem Falle aber die göttliche Heilkraft vermag, bewirkt bei den Antiken die Gestaltung in bildhafte Form. In gleichartiger Einteilung enthalten Parmigianinos »Bildnis eines Sammlers«, Mercatis »Metallotheca« und das Bildnis des Earl of Arundel drei Zonen, in denen nacheinander jeweils Naturstoffe, Antikenskulpturen und der sammelnde Mensch dominieren. Immer vermittelt die antike Skulptur zwischen Materie und Humanem und damit auch zwischen Urgeschichte und Gegenwart. Der räumlichen Anordnung ist eine begriffliche Abfolge eingebunden, die vom Naturreich bis in die menschliche Zone reicht und zugleich Züge einer historischen Abfolge aufweist.

Der Sammler als Prometheus

Bereits im 16. Jahrhundert wurde dieses Zusammenspiel um ein weiteres Glied erweitert. In einem der inspiriertesten Maschinenbücher, Jacques Bessons »Theater der Instrumente und Maschinen« (1571/72), zeigt eine visionäre Illustration künstlerische »Reliquien«, einen Obelisken, ein Kapitell und eine Säule, die aus dem Inneren einer Anhöhe gezogen und damit in die freie Verfügbarkeit überführt werden (Abb. 11)[22]. Die Dimension des Massivs läßt erkennen, daß sich die Natur eines gewaltigen Bauwerks bemächtigt hatte. Seitenverkehrt zu Parmigianinos Bildnis eines Sammlers scheint die Sonne sowohl auf die rohe Natur wie auch auf die ihr abgerungenen antiken Formen. Bei Besson aber erstrahlen die Werkzeuge in der Sonne eines neuen Zeitalters nicht weniger hell als die Antiken selbst. Die antike Kunst und die moderne Technik spiegeln sich wechselseitig ihre unverwechselbare Größe vor. Wie in einem Triumphzug werden die antiken Bauglieder dem Licht eines neuen, maschinengeprägten Zeitalters entgegengeführt, dem, wie die Inschrift ausführt, bewußt ist, daß die antike Kunst den »Palästen der Herrscher Schönheit und Dauerhaftigkeit« vermittelt, daß die Gegenwart aber im Maschinenwesen eine nie dagewesene Signatur erhält: »Artificivm nvnqvam visvm«.

Das hieraus erwachsende Selbstbewußtsein übertrug sich auch auf die Sammler, zumal sich eine assoziative Verbindung zwischen der prometheischen Schöpferkraft[23] und der Leidenschaft des Sammelns dadurch ergeben hatte, daß Prometheus seit Plinius die Fähigkeit zugesprochen worden war, mit Metall und Edelstein die härtesten und kostbarsten Naturstoffe verarbeitet und die Menschen gelehrt zu haben, Fingerringe als erstes Sammelobjekt zu tragen[24]. Bereits die Schedelsche Weltchronik führt Prometheus in Gestalt eines

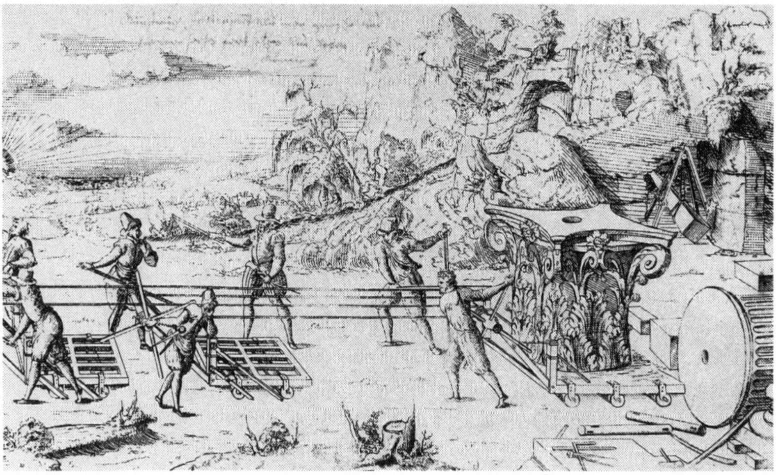

Abb. 11: Bergung antiker Architekturteile,
Illustration in: Jacques Besson,
Theatrvm Instrvmentorvm et Machinarvm, 1578

Mannes auf, der einen Ring betrachtet[25] (Abb. 12), und in der Geste eines der bedeutendsten Sammler der deutschen Renaissance, des Nürnberger Großkaufmanns Willibald Imhoff, der ohne zusätzliches Beiwerk beim Prüfen eines Ringes dargestellt ist, vereinigen sich der Unternehmer und der Sammler[26] (Abb. 13).

In Italien ist die sammlungsspezifische Seite des Prometheus besonders betont und programmatisch überhöht worden. In Giulio Camillos Theater aller menschlichen Errungenschaften, das als Muster eines mnemotechnischen Idealbaues auch als ein ideales Universalmuseum zu lesen ist, fanden die Künste im obersten Rang unter seinem Bild Platz[27], und im verwandten Studiolo des Francesco I. de'Medici im Palazzo Vecchio in Florenz (1569–1575), das »Edelsteine, Medaillen, geschnittene Steine, geschliffenes Kristall, Gefäße, mechanische Erfindungen und ähnliche Ding« umfaßte, ließ Vincenzo Borghini, der Entwerfer des Sammlungsgefüges, das ordnende Raster der Götterbilder durch das Zusammenspiel von Prometheus und Natura bekrönen (Abb. 14): »Daher soll in der Mitte der Wölbung, die dem Himmel entspricht, die Natur gemalt werden, und als ihr Begleiter Prometheus, der Erfinder der kostbaren Steine und Ringe; denn, wie Plinius berichtet, hat er, als er am Kaukasus angekettet war, trotz seiner Leiden mit unendlichem Fleiß sich bemüht, Diamanten und andere Edelsteine zu bearbeiten«[28]. Prometheische Ringe finden sich schließlich auch auf dem Titelblatt des Inventars von Mercatis »Metallotheca« (Abb. 15). Vor der ephesischen Diana in einer säulenumstellten, mit verkröpftem Gebälk bedeckten Nische diskutieren zwei Gelehrte zu Seiten einer Tafel, in die der Titel des Inventars eingelassen ist. Umgeben von Büchern zur

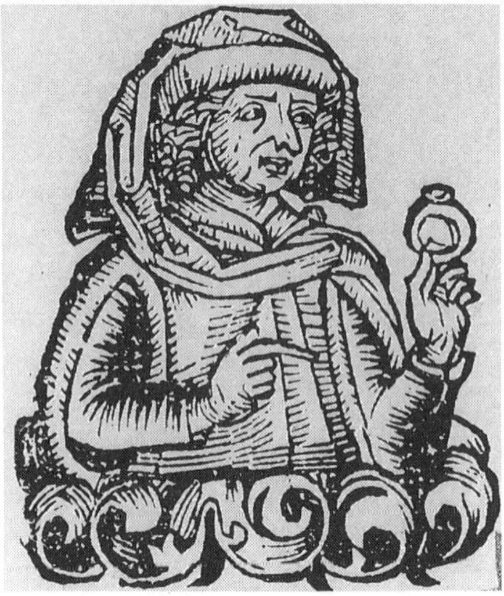

Abb. 12: Prometheus,
Illustration in: Schedelsche Weltchronik, 1493

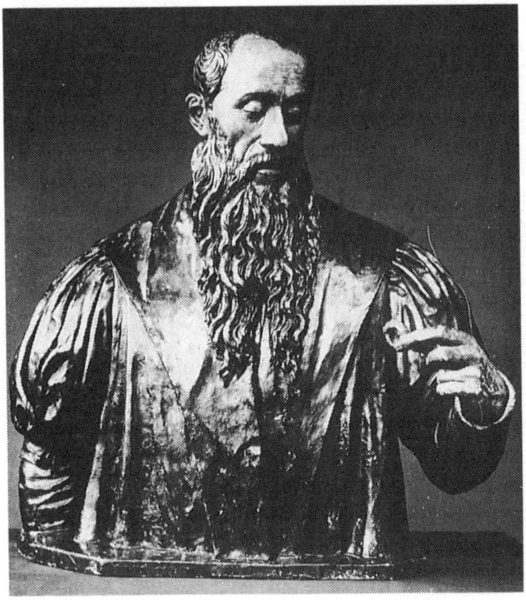

Abb. 13: Büste des Willibald Imhoff d. Ä.,
Tonskulptur von Gregor van der Schardt, 1570,
Berlin, Skulpturengalerie der Staatlichen Museen

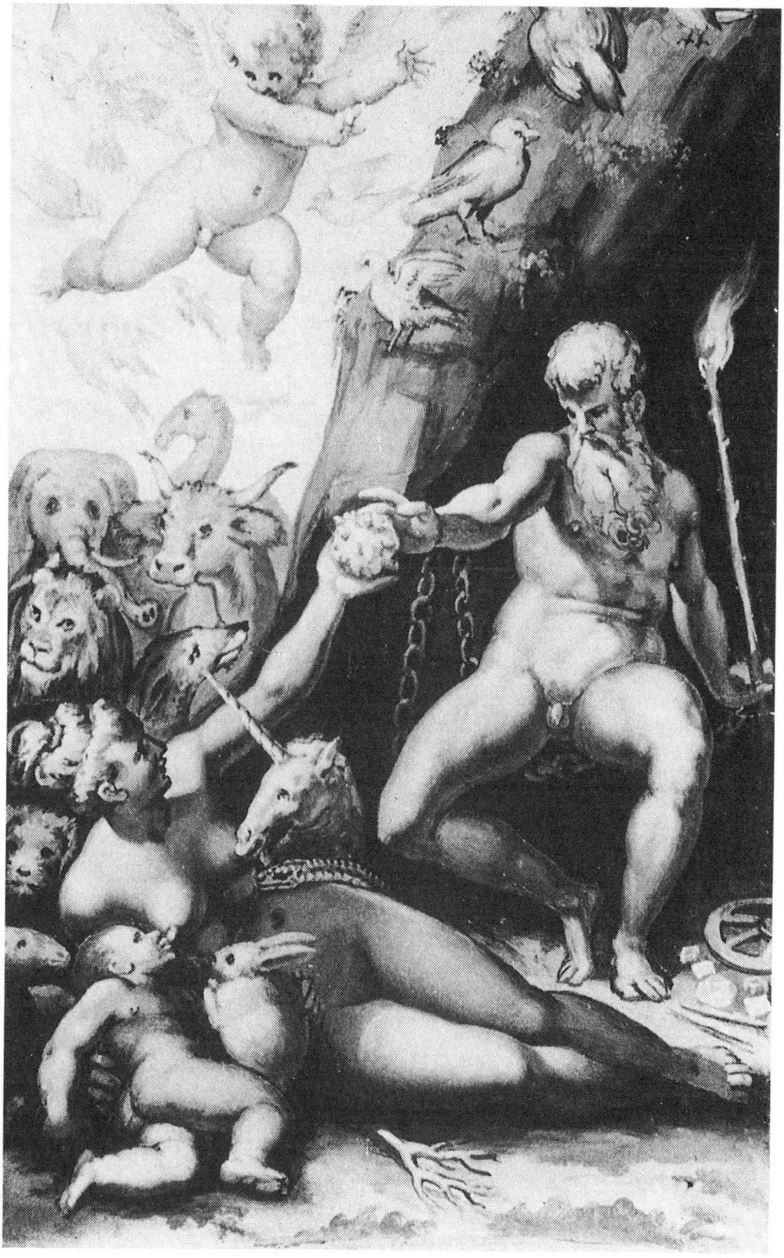

Abb. 14: Natura und Prometheus, Deckenfresko von Francesco Morandini, 1572, Florenz, Palazzo Vecchio, Studiolo des Francesco I de'Medici

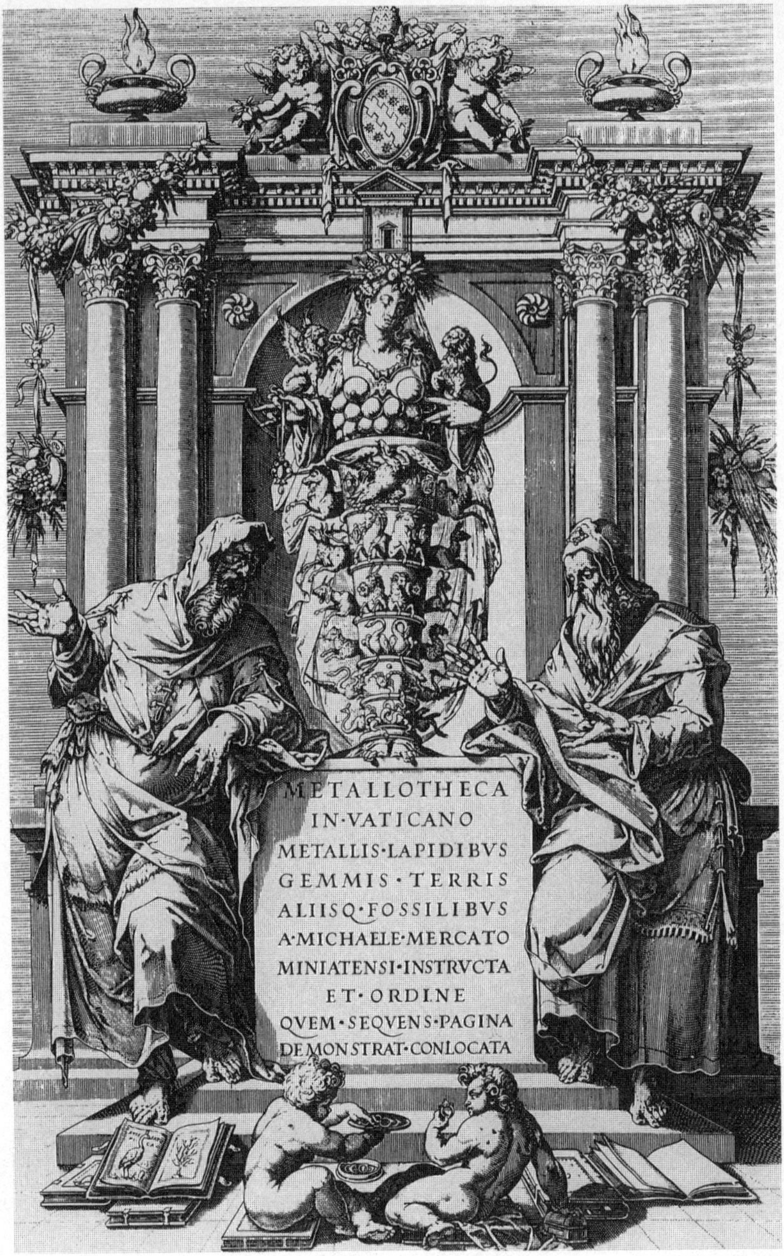

Abb. 15: Allegorie des Naturalienkabinetts, Kupferstich von Anton Eisenhoit, ca. 1580, Frontispiz in: Michele Mercati, Metallotheca, 1717

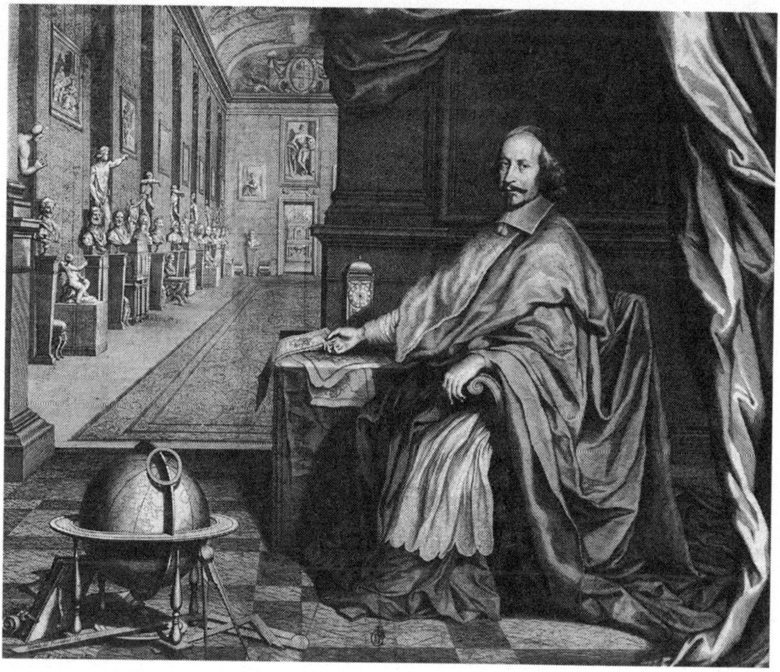

Abb. 16: Bildnis des Jules Mazarin,
Kupferstich von François Chauveaus und Robert Nanteuils, 1659,
Paris, Bib. Nat.

Naturkunde lagern zu ihren Füßen Putti, die sich eingehend mit Ringen beschäftigen und damit neuerlich das prometheische Motto einer Sammlung präsentieren.

Durch die Verbindung der Sammelleidenschaft mit dem Feuer des Begründers der Technik, Prometheus, verstärkte sich der aktive, gestalterische Charakter der Sammlung, und dieser konnte auch Züge der politischen Metaphorik annehmen. François Chauveaus und Robert Nanteuils im Jahre 1659 geschaffenes Bildnis des Kardinals Jules Mazarin konzentriert die gesamte Aussage auf diese Möglichkeit (Abb. 16)[29]. Es ist in ähnlicher Tiefenstaffelung wie das Portrait des Earl of Arundel aufgebaut (Abb. 10). Zwischen dem Ausgangspunkt der Raumlinien und der Zone des Vordergrundes erstreckt sich die Galerie als Zwischensphäre, in der zumeist antike Skulpturen, umgeben von modernen Gemälden, dominieren, unter denen der links vorn postierte Globus und die auf dem Tisch deponierte Uhr herausragen.

Ihr Sinn erschließt sich in ihrem Beziehungsgefüge. In Jean Baudoins Bearbeitung von Cesare Ripas »Iconologia« von 1644 war die »Metaphysiqve« als Königin aller Wissenschaften zwischen Globus und Uhr gestellt worden (Abb. 17)[30]. Doch im Unterschied zu dieser Darstellung sind dem Himmels-

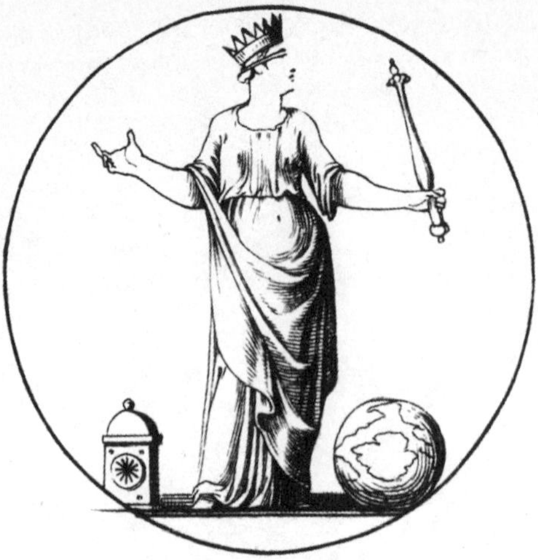

Abb. 17: Metaphysik,
Illustration in: Jean Baudoin, Iconologie, 1644

globus Mazarins mit Zirkel, Winkel, Lineal und Büchern jene Arbeitsmittel der Geometrie zugeordnet, die als Grundlage der Mechanik eine irdische Nutzung der göttlich-kosmischen Bewegung illustrieren. Diese Veränderung markiert einen tiefen Wandel im Verständnis und Ansehen von Physik und Mechanik. War Physik zuvor rein kontemplatives Erkennen der Bewegungen des Himmels und der Erde, Mechanik aber ein Teilbereich handwerklicher Produktion, so fließen beide nun dadurch zusammen, daß die theoretische Erkenntnis sich mechanischer Hilfsmittel zu bedienen und in die Natur einzugreifen beginnt. Der von aufgeschichteten Instrumenten umgebene Globus, der wie ein Wesen eigener Art mit dem Kardinal zu korrespondieren scheint, wirkt wie eine denkmalhafte Personifikation dieses neuen Begriffs von Mechanik.

Auch die Uhr bezieht sich auf den von einem Ausschnitt Frankreichs hinterfangenen Kardinal. Während der rechte Arm Mazarins die von links unten nach rechts oben laufende Diagonale betont, zieht die von links oben nach rechts unten gehende Linie durch den Mittelpunkt des Zifferblattes der Uhr. 1656 war Christiaan Huygens nach Aufenthalt in Paris die Konstruktion einer Pendel-Räderuhr gelungen, deren Genauigkeit eine Verbesserung astronomischer Standortbestimmung und damit erstmals eine präzise kartographische Erfassung der Provinzen Frankreichs ermöglichte[31]. Als exaktes, ordnendes Instrument betont die Uhr den imperialen Gestus des geistlichen Würdenträgers. Die Geschicke der Welt wie nach einem verbindlichen Zeittakt zentral bestimmt laufen zu lassen, war, wie Diego de Saavedra dies in seinem Handbuch der Fürstenherrschaft exemplarisch formuliert, zum sinnfälligsten Ausweis reibungsfrei gelenkter, absolutistischer Herrschaft geworden: »Derowegen sol ein Fürst in dem Uhrwerk der Regierung nicht allein ein Zeiger seyn /

sondern auch die Unruhe / welche anderen Rädern die Zeit zur Bewegung gibt / sintemahl in demselbigen die Kunst aller Geschäffte stehet«[32]. Im Sinngefüge kosmischer und irdischer Mechanik tritt die Uhr im Staatsportrait Mazarins als Hauptattribut auf, insofern sich der von Antiken und Kunstwerken sowie von wissenschaftlichen Instrumenten und Sinnbildern der Mechanik umgebene Kardinal mit ihrer Hilfe als der Taktgeber seines Landes ausweist.

Damit ergibt sich ein Zusammenhang. Zieht man eine Linie von Parmigianinos Natur-Kunstwerk über die Ringe des Prometheus und die weiteren Attribute in den Bildern von Sammlungen und Sammlern bis zu den Instrumenten und zur Uhr im Staatsportrait Mazarins, so ergibt sich eine Ausweitung der theoretischen Grundlage des Sammelns als Naturbeherrschung durch die Komponente »Mechanik«. Im Sinne eines vertikalen, längs der Zeitachse gezogenen Tiefenschnittes erweitert sich die Transformation der bildschöpferischen Natur über die Antike und das nachantike Kunstwerk um das Produkt der Mechanik zur Kette:

Naturform – antike Skulptur – Kunstwerk – Maschine

Quicchebergs Theorie

Diese Viererkette kann als eine ideale Ordnung jenes Sammlungstypus gelten, der sich im Studiolo des Francesco I. de'Medicis in Miniaturform zeigt und dem die Spezialsammlungen ideell verpflichtet waren: der zwischen ca. 1540 und 1740 vorherrschenden, enzyklopädisch angelegten *Kunstkammer*. Jedes Mineralienkabinett, jede Bildergalerie und jedes Antiquarium war an der Kunstkammer als Gegenüber und herausforderndem Stimulanz orientiert[33]. Angesichts der Unerschöpflichkeit des gesammelten Stoffes kann jede Ordnung nur einen Teil erfassen, aber die erörterten Sammler- und Sammlungsbilder liefern eine feste Kontur, weil die Beschränkung bei ihnen zur Konzentration auf das Wesentliche zwang.

Seine richtungweisende Formulierung erfuhr dieser Sammlungstyp durch die im Jahre 1565 erschienenen »Inscriptiones vel tituli theatri amplissimi« Samuel Quicchebergs, die als ein Idealplan gedacht waren, aber auch die zwischen 1563 und 1567 errichtete Kunstkammer Herzog Albrechts V. von Bayern im Blick hatten. Quiccheberg war sowohl mit Camillos »Theater der Erinnerung« wie auch mit den großen Sammlungen inner- und außerhalb Bayerns und vor allem Italiens vertraut. Wiewohl eine Reihe von Gesichtspunkten, bedingt möglicherweise auch durch die örtlichen Gegebenheiten des entstehenden Münchner Kunstkammergebäudes, keiner tieferen Systematik folgen, ergeben sich in dieser museologischen Inkunabel doch eine Reihe von Übereinstimmungen mit den bisher erörterten Gesichtspunkten[34].

Die erste, auf den Herrscher und sein Territorium bezogene Abteilung beginnt mit Darstellungen der Heilsgeschichte. Es folgen Genealogien und Portraits der Familie des fürstlichen Sammlers, Karten und Veduten seiner Länder und Städte sowie auch der gesamten Welt, Modelle und Bilder der Kriege und Feldzüge sowie der höfischen Feste und Triumphzüge, Abbildungen der Tiere des Territoriums und fremder Arten und schließlich Modelle von Gebäuden, Fahrzeugen und anderen Maschinen.

Die zweite Abteilung ist dem gesamten Bereich des Kunstgewerbes gewidmet. Sie beginnt mit antiken und modernen Bildwerken aus Holz, Ton, Marmor und Erz. Es folgen Produkte der erzverarbeitenden Feinschmiede und Uhrmacher, dann Gegenstände des Holz-, Stein-, Edelstein-, Glas- und Textilhandwerkes, einheimische und in der Fremde konstruierte feine Apparate, aus antiken Ruinen oder aus fremden Ländern gewonnene Gefäße, jede Art von Geräten zur Erdvermessung, altrömische, fremdländische und geschichtlich bedeutsame Münzen des eigenen Territoriums, Medaillen berühmter Männer und Frauen als Herrscher, Gelehrte und Künstler, dann auch die Bildsymbole der Rückseiten, kleine Goldschmiedegefäße und Ornamente sowie schließlich Kupferdruckplatten.

In der dritten Abteilung sind die drei Naturreiche des Animalischen, Vegetabilen und Mineralogischen systematisiert: Zunächst Präparate, dann lebensechte Nachbildungen, wichtige Teile besonderer Tiere, Skelette und Prothesen, einheimische und exotische Samen und Wurzeln, systematisch gegliederte Pflanzen und deren Abbildungen, Metalle und metallische Stoffe sowie deren Nachbildungen, Edelsteine, andere kostbare Steine wie Marmor, Farben und Farbstoffe und schließlich chemisch relevante Wasser und Säfte.

Die vierte Abteilung verbindet im wesentlichen ein Technik- und ein Völkerkundemuseum. Auf Musikinstrumente folgen astronomische Geräte, Meßapparate und Uhren, Schreib- und Malutensilien, Gerät zum Heben, Brechen, Drücken und Fahren, aber auch für Flugversuche, Arbeitsmittel der Bildhauer, der Chirurgen und der Jagd, Spielgeräte zum Training von Geist und Körper, exotische Waffen, exotische Prachtkleidung und Puppenmodelle der Trachten der ausländischen Völker und schließlich wertvolle Kleidungs- und Schmuckstücke der Vorfahren des Fürsten.

Die abschließende Abteilung ist der Verwendung von Tafelbildern gewidmet. Auf hervorragende Ölgemälde folgen Aquarelle und Kupferstiche, dann genealogische Tafeln, Bilder berühmter Männer, Wappen vornehmer Familien, erlesene Wandteppiche und Decken und schließlich Tafeln mit Sentenzen und Sinnsprüchen. An diese Abteilungen schließen sich eine Bibliothek, eine Druckerei, eine Drechselwerkstatt, eine Gießerei und eine Prägestätte sowie Kabinette mit den Utensilien aller Professionen, also ein umfassendes Labor an.

Das Ensemble ist dadurch in sich uneinheitlich, daß es, wie die gesamte erste und überwiegend auch die fünfte Abteilung, dem Lob des Fürsten und der umfassenden Darstellung seines Territoriums und seines adligen Umfeldes mit

Genealogien und Reihen berühmter Menschen gewidmet ist, daß es im Innenbereich der zweiten bis vierten Abteilung aber andererseits eine natur- und kunstgeschichtliche Systematik verfolgt. Die dritte Klasse bildet mit den drei Naturreichen den Mittelpunkt, wobei das Schwergewicht auf die Ordnung und nicht auf die Verarbeitung der Objekte gelegt ist. Die zweite, vorwiegend plastische Gebilde umfassende Abteilung beginnt mit antiken Skulpturen, die auch mit modernen Bildwerken konfrontiert werden[35]. Auch bei anderen Gegenstandsbereichen, wie den Gefäßen und Münzen, beginnt die Zusammenstellung jeweils mit Zeugen der Antike, um dann innerhalb der Gattung bis auf die Gegenwart geführt zu werden. Der gesamte Bereich der modernen Mechanik ist, soweit er nicht in der ersten, der territorialen Erfassung gewidmeten Abteilung untergebracht ist, in der vierten Abteilung versammelt, wobei Geräte, Meßapparate und Uhren mit den Arbeitsmitteln der Künstler vereint sind. Die Ordnung folgt nicht der schlackenlosen Klarheit der Sammlungsbilder. Abgesehen von den exotischen Gebilden, auf die später eingegangen werden soll, ist in den drei mittleren Abteilungen die Abfolge von den Naturobjekten zu den antiken Bildwerken, dann zu den modernen Formen und schließlich zu den Geräten und Maschinen aber in allen Stufen ausgebildet.

Habsburger Praxis

Ein ähnliches Bild bieten die zu ihrer Zeit aufwendigsten Sammlungen in Ambras bei Innsbruck und Prag. Erzherzog Ferdinand von Tirol ließ in Ambras von 1573 an einen Gebäudekomplex errichten, der erstmals in der nachantiken Architekturgeschichte von vornherein zur Aufnahme einer Sammlung gedacht war (Abb. 18)[36]. In der im dritten Trakt untergebrachten »kunstcamer« waren Massen von disparaten Gegenständen in zwanzig Schränken deponiert[37]. Die Abfolge vom Naturobjekt zu dessen Verarbeitung zum Kunstwerk durch technische und künstlerische Instrumente war hier auf jeden einzelnen der gesammelten Naturstoffe verteilt. Die ersten Schränke folgen der Hierarchie der Materialien von Gold über Silber zu kostbaren Handsteinen, wobei Wenzel Jamnitzers täuschend naturechte Abgüsse von Tieren und Pflanzen einen besonders sinnfälligen Rang einnehmen (Abb. 24)[38]. Auf diese »Königsmaterialien« folgen mit Musikinstrumenten, Instrumenten, Uhren und Automaten die Mittel der Anwendung von Mathematik und Mechanik. Nach diesem Scharnier der Mittel und Instrumente wird die Hierarchie der Materialien mit Steinbildern und Eisenwerk fortgesetzt. Der folgende Bücherschrank setzt wieder ein Zwischenglied nicht der Verarbeitung an sich, sondern des Wissens ein. Sämtliche weiteren Schränke nehmen die Abfolge der Materialien und ihrer Veredelung in der Reihenfolge: Schmuckfedern, Elfenbein, Alabaster, Glas, Korallen, Produkte des Metallgusses, Porzellan und Holz auf.

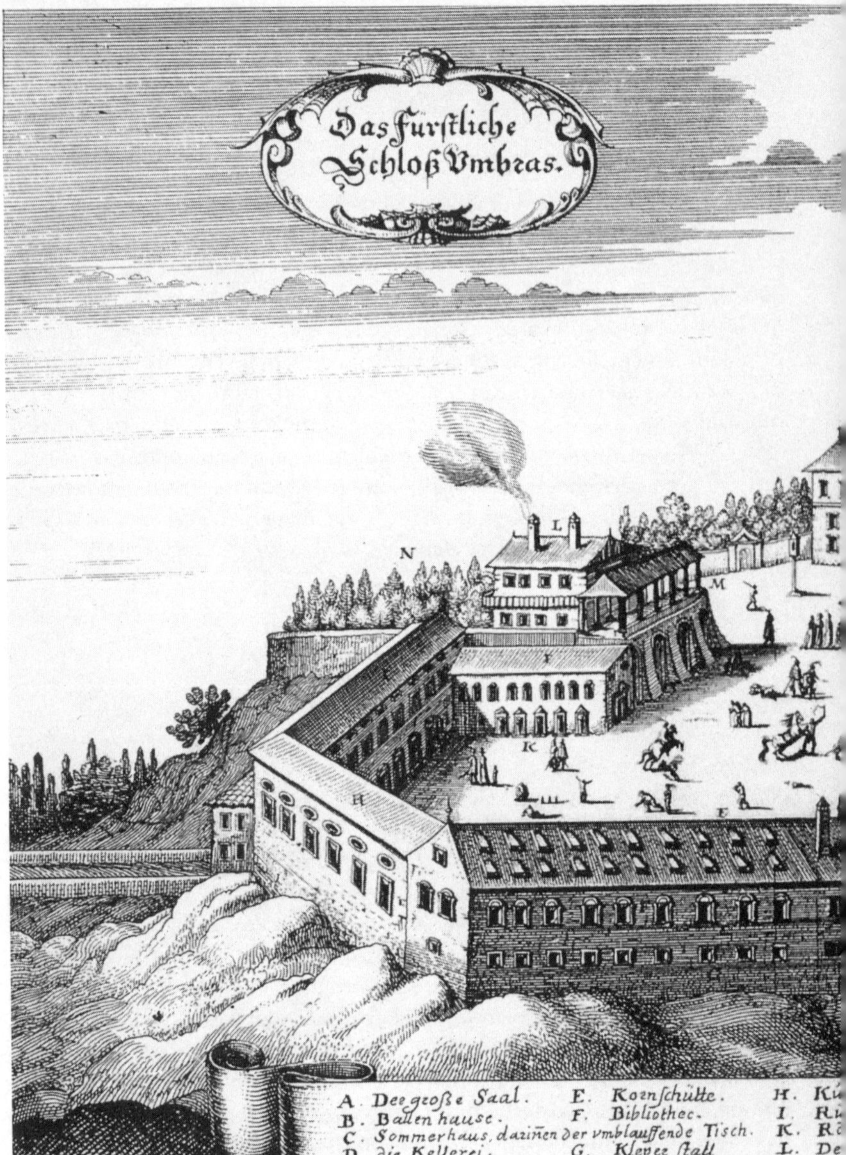

Abb. 18: Schloß Ambras, Kupferstich von Matthäus Merian,

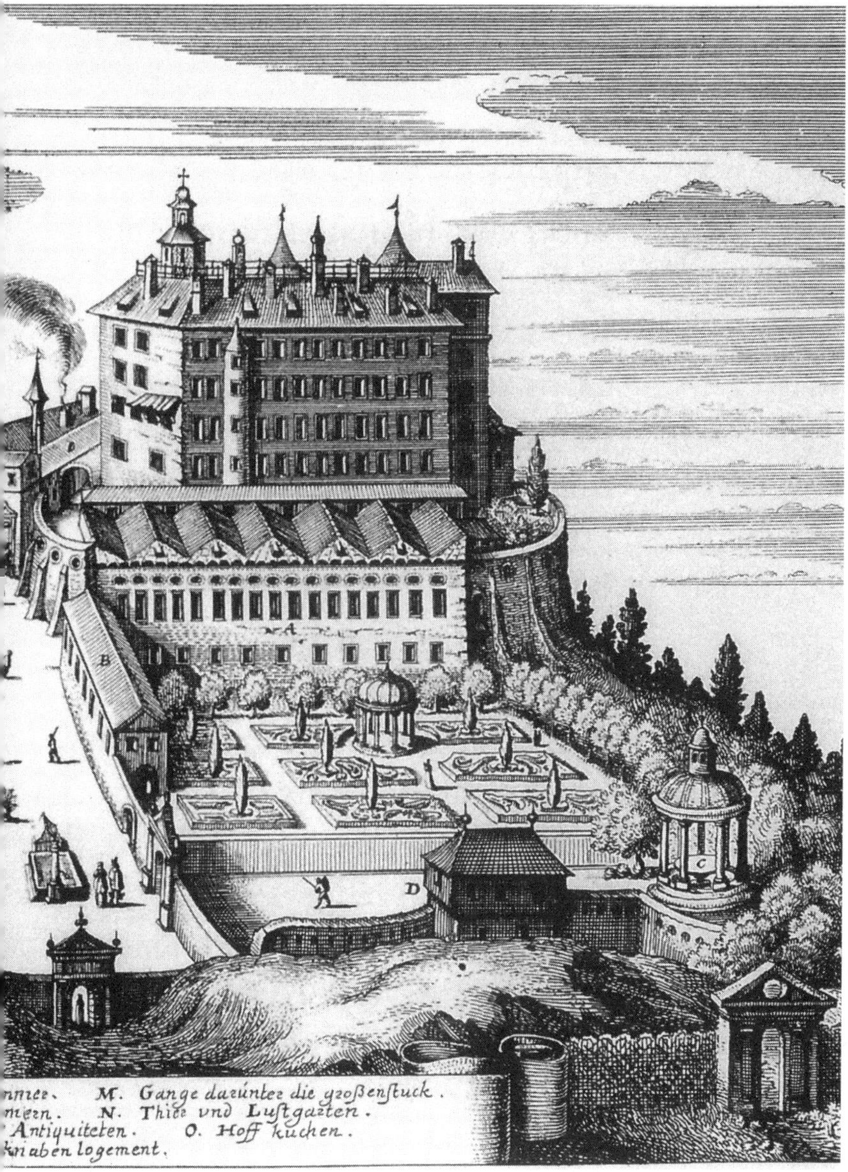

in: Topographia provinciarum Austriacarum, Frankfurt/M. 1649

Die Grobgliederung dieser Kunstkammerbestände folgt der Hierarchie der Materialien. Die historisierende Gliederung ist an jedem einzelnen Material ausgeführt, das in allen Stufen von der rohen Naturform über die täuschende Naturähnlichkeit des Stil »rystique«, in dem sich Natur und Kunst verschränken, bis hin zur künstlerischen Überhöhung repräsentiert wird. Über die Abstufung des Materialwertes legt sich durchweg die nobilitierende Klammer der prometheischen Verarbeitung der Stoffe.

Dies geschah auch in der Prager Kunstkammer Kaiser Rudolfs II., die lange Zeit als Ausgeburt eines Verwirrten galt[39], nach Publikation des Inventares von 1607–11 aber als geradezu praekartesianisch klar gegliedertes Museum rehabilitiert wurde[40]. Das vermutlich dem Maler Daniel Fröschl zu verdankende Verzeichnis ist deswegen so kostbar, weil es unabhängig von den jeweiligen Lokationen der Gegenstände eine systematische Aufnahme darstellt, die Bestandskatalog und ideale Ordnung zugleich ist[41]. Die Abfolge der Sammlungsbereiche nimmt die Glieder der historischen Kette insofern klarer als selbst in Quicchebergs Museumstheorie auf, als die Objekte der Naturreiche, die *Naturalia*, hier nicht die Mitte einnehmen, sondern am Anfang stehen. Unter ihnen sind auch Antiken gefaßt, weil sich hier neben den mineralogischen Rohstoffen und deren Veredelung auch paläontologisches Material, Fossilien und archäologische Objekte finden.

Nach den Gegenständen des mineralogischen Reiches der Natur folgen Exemplare des Vegetabilen und des Animalischen. Die folgenden *Artificialia* gelten dem Kunstgewerbe, bei dem veredelte Objekte organischer und anorganischer Rohstoffe, wie zum Beispiel die Steineinlegearbeiten Giovanni Castruccis[42] die Möglichkeit bieten, die Grenze von Natur- und Menschenform illusionär zu überspielen. Sodann folgen Kunstwerke aller Gattungen, soweit sie nach ihren Ausmaßen in die Bestände der Kunstkammer passen. Die *Scientifica* schließlich umfassen Meßinstrumente des Raumes und der Zeit sowie Globen. Ihnen müssen jene Meßgeräte, Uhren und Automaten zugerechnet werden, die sich zusätzlich teils im mathematischen Turm und teils im Observatorium Tycho Braches befanden. Die zusätzlichen Einzelsammlungen mit den Prunkwaffen, Tapisserien und Ausstattungsgegenständen sowie den nicht mehr lokalisierbaren antiken Skulpturen und den Gemälden wurden allein aus Platzgründen ausgesondert. Als der Besucher Alessandro d'Este die Bestände dieser größten, jemals von einer Person zusammengebrachten Sammlung besichtigte, bewunderte er sie als Gesamtkomplex: »Gemälde, (...), kostbare Gefäße verschiedenster Art, Statuen und Uhren, kurz einen Schatz, der seines Besitzers würdig«[43].

In dieser Ordnung ist mit den *Exotica* ein wesentlicher Sammlungsbereich jedoch nicht unterzubringen, der sowohl die drei Reiche der Natur wie auch den Bereich der Artificialia durchwirkt. Vor allem durch eine Fülle von Nüssen und anderen Früchten aus Amerika und Asien wird das Reich des Vegetabilen in seiner erdumspannenden Ausdehnung zusammengezogen, und auch unter den Tierpräparaten befindet sich eine große Zahl exotischer Exempla. Nicht weniger bedeutend ist das exotische Moment für den Bereich der *Artificialia*, die durch überwiegend ethnologisches Material des Kunstgewerbes von Ostasien bis Amerika eingeleitet werden.

Dasselbe galt bereits für die Sammlung in Ambras, deren unter dem Sammelbegriff »indianisch« zusammengefaßte *Exotica* die älteste Kollektion außereuropäischer Gegenstände abgegeben haben[44]. Der weltumspannende Besitzanspruch der Habsburger, wie er sich in der ursprünglich in der Prager Kunstkammer befindlichen »Weltschale« Wenzel Jamnitzers in unnachahmlicher Autosuggestion konzentriert[45], hat diesen Drang zur Dokumentation fremder Kulturen zweifellos geprägt.

Dennoch aber kam im Interesse an den Exotica mehr zum Ausdruck als nur Unterwerfung. Schon in Quicchebergs Museumstheorie war die flächige Erfassung des heimischen Landes in die Zusammenstellung der Trachten und Kunstwerke fremder Völker übergesprungen. Die exotischen Gegenstände siedelt Quiccheberg in die Abteilungen zwei und vier, also die Bereiche der menschlichen Bearbeitung des Naturstoffes. Besonders eigenartig ist die Aufnahme der exotischen Waffen und Trachten in Abteilung vier, weil sie dort relativ unvermittelt auf die Geräte und Spielutensilien folgen. Quiccheberg mag durch den Gedanken geleitet worden sein, daß das Zeitalter der Entdekkungen erst auf jener Entwicklungsstufe einsetzt, die durch die modernen Geräte und Meßinstrumente repräsentiert wird, daß die Zeugnisse fremder Völker also ein vermitteltes Produkt der in Abteilung vier gesammelten Artificialia abgeben. Da die exotischen Materialien den einheimischen und europäischen Objekten aber parataktisch zugesellt sind, bilden sie ein erstes Zeugnis einer Ethnologie, die dem Fremden Respekt entgegenbringt. Die Zeugnisse von Übersee gliedern sich visuell auf unhierarchische Weise ein, und im Fall der Prachtgewänder entwickeln sie ein so hohes Eigengewicht, daß diese – systematisch unsinnig – als letzte Klasse von Abteilung vier den Vergleich mit der Prachtkleidung des Herrschers und seiner Vorfahren herausfordern.

Sowohl die territoriale Erfassung des jeweiligen Landes wie auch die Ausgrenzung ins Exotische bezeugen den Gestus der räumlichen, horizontalen Erfassung des orbus. Damit kreuzte die Kunstkammer die dreistufige, von den Naturalia über die Artificialia zu den Scientifica reichende Stufenleiter mit einem horizontalen Plateau, das den Globus weltweit zu umfassen suchte. In gewisser Weise waren die Kunstkammern Zeitraffer *und* Mikrokosmos zugleich.

Von Kepler bis Locke

Wie stark die visuelle Wahrnehmung der in Kunstkammern bewahrten Objekte das Denken auch und gerade von Naturwissenschaftlern prägte, illustriert Johannes Keplers im Jahre 1598 vermerkte Bewunderung für eine Reihe von Uhren und Automaten mit Gestalten der Mythologie sowie Trompetern und einem »Heerpaucker, der alle schläg so gewiß führet, als khein lebendiger«[46]. Sie gaben ihm die Idee ein, den Kosmos, der durch ein Uhrwerk bewegt[47] und der nach den fünf geometrischen Körpern aufgebaut sein sollte, nicht nur in ein Schaubild zu bringen (Abb. 19)[48], sondern für Herzog Friedrich von Württemberg ein dreidimensionales, goldschmiedernes Modell fertigen zu lassen[49]. Im Gegensatz zu Uhren, wie sie »andere künstler« zu fertigen gewohnt seien, die nur die Zeigerfläche dem Tastsinn darböten, werde seine oben offene Halbkugel ihre Überlegenheit dadurch ausweisen, daß sie »die Augen« auf das Innenleben der kosmischen Maschine lenken würde[50].

Kepler radikalisiert hier jene mechanistische Tradition des 16. Jahrhunderts, die sich auf die alttestamentliche Preisung Gottes berufen konnte: »Du hast alles nach Maß und Zahl und Gewicht geordnet«[51]. Die Kunst- und Maschinentheoretiker der Renaissance hatten mit diesem Spruch ein Faustpfand, die Natur im Einklang mit Platons Vorstellung des durch Zahlen und Proportionen generierten Kosmos als ein mathematisch durchwirktes Gebilde zu verstehen, das von sich aus die Einheit von Mathematik, Kunst und Mechanik erforderte[52].

Ende des 16. Jahrhunderts, also zeitgleich zu Keplers Überlegungen, versuchte der Mathematiker Henri de Monantheuil dem französischen König Henri IVe das Bild von Gott als einem »mechanikos« und »mechanapoios« (mächtigster Mechaniker) nahezubringen. Die Welt sei »eine Maschine und wohl das zweckmäßigste, kräftigste und wohlgestaltetste aller Werkzeuge«. Als wolle er einen Kommentar zu Keplers Kosmosmodell abgeben, führt Monantheuil abschließend aus, daß der Mensch als Ebenbild Gottes aufgefordert sei, diesem als Mechaniker nachzueifern und Gegenstände zu schaffen, die mit denen der Natur wetteifern könnten[53].

Auch hier schwingt die historisch aufgebaute Stufenfolge vom Naturobjekt zur Maschine, der den Kunstkammern das gedankliche Rückgrat vermittelte, mit. Mit ihrem behutsamen Übergang von der Naturform zum Werk des Menschen beförderten sie mit der mechanistischen Philosophie die wohl mächtigste Denkform des 17. Jahrhunderts.

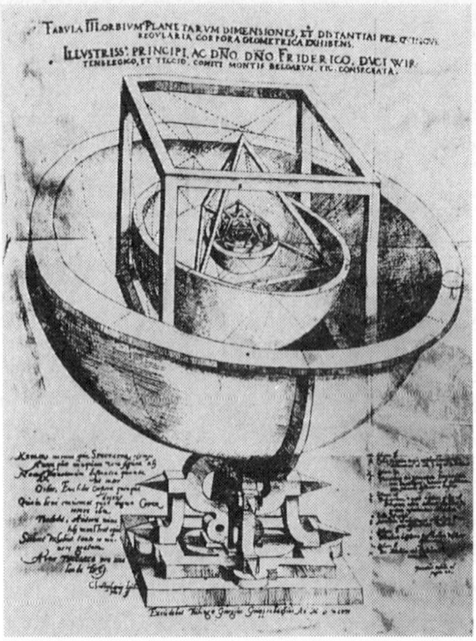

Abb. 19: Kosmosmodell »Machina mundi artificialis«, Kupferstich, in: Johannes Kepler, Mysterium Cosmographicum, 1596

Wenn René Descartes als überragender Kopf dieser Schule im Jahre 1647 die These vertritt, daß er abgesehen von den abweichenden Größenverhältnissen »keinen Unterschied zwischen den Maschinen, die die Handwerker (artisans) fertigen und den verschiedenen Körpern, die die Natur allein zusammensetzt« erkennen könne[54], so wird für ihn wie für andere Naturphilosophen auch der Eindruck gewirkt haben, den die Kunstkammern durch ihre stummen Bilder des behutsamen Überganges von Natur- in Kunstform seit drei Generationen vorgeführt hatten.

Ein museales Beispiel für die visuelle Nachvollziehbarkeit der Metamorphose von Natur- in Kunstform bietet auch Aldrovandis »Museum Metallicum«, in dem nicht nur »Icones« (Abb. 4), sondern auch mathematische Körper erscheinen, die von der Natur selbst erzeugt werden, um damit das ihr innewohnende Strukturprinzip offenzulegen (Abb. 20)[55]. Die menschlichen Korrespondenzwerke bestanden in »Pièces excentriques«, wie sie die um 1650 zusammengestellte Maschinensammlung des Nicolas Grollier de Servière in unvergleichlicher Vielfalt aufwies (Abb. 21). In ihrer »Schönheit«, die auf der »Schwierigkeit« ihrer Herstellung beruht, bilden diese Drechselarbeiten den spielerischen Auftakt zur Präsentation der Maschinen[56]. Es handelt sich um besonders beliebte Kunstkammerobjekte, weil diese Drechselarbeiten seit dem frühen 16. Jahrhundert auch und vor allem als Fürstenwerk überliefert sind. An prachtvollen Drechselbänken versuchten die Herrscher, allen voran die Habsburger, auch auf diesem Weg einem demiurgischen Gott nachzukommen, der die Welt als »erster Drechsler« höchst kunstvoll geschaffen habe[57].

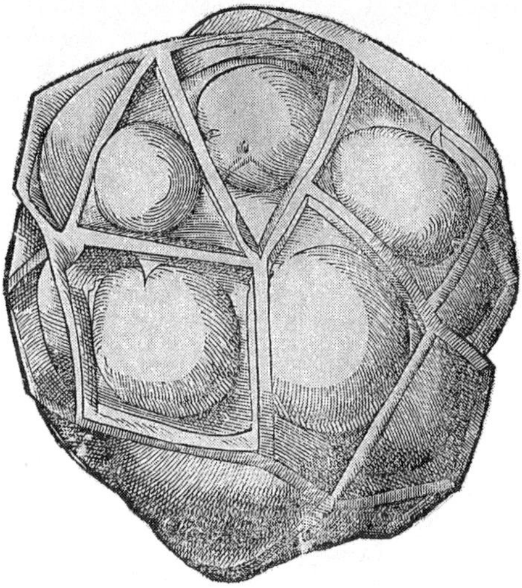

Abb. 20: Mathematische Zufallsbilder, Illustration in: Ulisse Aldrovandi, Musaeum Metallicum, 1648

Im Jahre 1674 hat der Kieler Arzt Johann Daniel Major, der später an zentraler Stelle seiner Privatsammlung das Bild des »gut-Copernikanisch-gesinnten / und selten von iemand (...) wiederlegten Cartesii« anbringen ließ[58], die Verbindung der kartesischen Naturphilosophie mit der Theorie der Kunstkammer besiegelt. In der Einleitung seiner »Bedencken von Kunst- und Naturalien-Kammern« (1674), der ersten museumstheoretischen Schrift nach Quicchebergs »Theatrum«, preist Major den Menschen als das schönste aller Uhrwerke der Natur, der »die köstliche Proportion aller Glieder / die wundersamen Bluth und Wasser-gänge / und alle Bewegung des überaus-künstlichen Uhrwercks des gantzen menschlichen Leibes / außer welchem keine Edlere und schönere Creatur auf Erden ist« besitze[59]. Trotz dieser Wohlgestalt aber bleibe die Vertreibung aus dem Paradies eine ständige Herausforderung, weil durch sie der Verlust von Adams »Verstand oder Neigung zur Wahrheit und Wissenschafften allerhand schöner natürlicher Dinge« geschehen sei. Durch den Sündenfall habe Adam »gleichsam von der Taffel seines Gehirns / so viel schön- und herrliche darin-aufgezeichnete Dinge / vorsetzlich / ja grausam und thöricht außgelescht: jedennoch / und zum wenigsten / ist itzt-gedachte geblößte Taffel / so fern uns noch geblieben / daß wiederumb und aufs neu was darauf-notiret werden kan«[60].

Majors an Descartes geschulter Aufruf zur Rückkehr ins Paradies begründet nochmals die historische, produktive Antriebskraft der Sammelleidenschaft. Die angeborene Neugierde des Menschen bildet ihm zufolge jene Zeitbrücke, die zum paradiesischen Wissensstand der Ureltern zurück- bzw. vor-

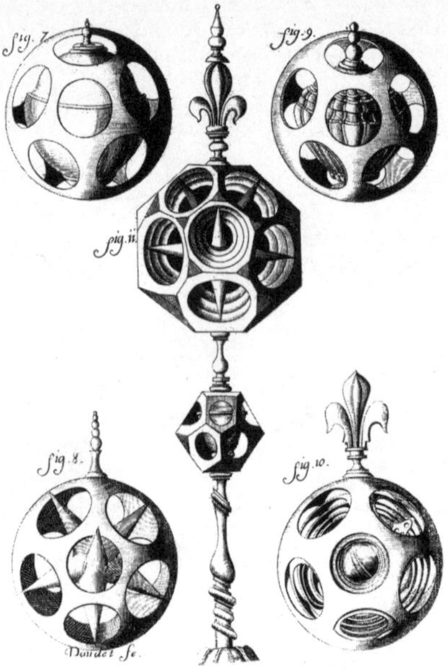

Abb. 21: Gedrechselte Körper von Nicolas Grollier de Servière, Kupferstich von Etienne-Joseph Daudet, in: Gaspard Grollier de Servière, Recueil d'ouvrages curieux, 1719

auszubauen ist. Die Repatriierung des Paradieses, die sich dem seit dem 16. Jahrhundert in Maschinenbüchern genährten Glauben fügt, daß sich der Mensch mit Hilfe der Technik »aus der tieffen Finsternus (...) auffrichten / und (...) seiner ersten Perfection neheren« könne[61], vollzieht sich in sukzessiven Einträgen auf der einstmals gelöschten, nun aber neu zu beschreibenden Tafel Adams. Die Kunstkammer wird zu einem Analogon des Gehirnes der Menschheit, das die gelöschte Weisheit des Paradieses allmählich zurückgewinnt.

Eine berühmte Nachfolgerin hat Majors adamitische Tafel in John Lockes »white paper«, dem »weißen Blatt, ohne jedes Schriftzeichen«, auf das sich die Ideen eintragen, um das Bewußtsein aufzubauen[62]. Weniger bekannt ist, daß Locke auch die Füllung eines Sammlungsraumes mit der Selbsterzeugung des zunächst leeren menschlichen Geistes vergleicht. Dieses »noch leere Kabinett« wird in einem ersten Akt durch die Sinne aufgefüllt, insofern diese zunächst partikulare Ideen hineinlassen; in weiteren Schritten erhalten diese Elemente Namen und Bezeichnungen, um auf diese Weise Strukturen des Gedächtnisses zu bilden, die eine diskursive Auseinandersetzung ermöglichen[63]. Dem Modell der Kunstkammer gemäß denkt Locke bei diesem Kabinett an ein Gefäß aller im Bild zu repräsentierenden Dinge der äußeren Welt. Im Unterschied zum unbeschriebenen »weißen Papier« ist ihm das leere Kabinett ein »dunkler Raum. Denn der Verstand ist meines Erachtens einem vom Licht vollständig abgeschotteten Kabinett (Closet) nicht unähnlich, bei dem nur wenige, kleine Öffnungen belassen sind, um äußere, sichtbare Repräsentationen (Resemblances) oder Ideen der außen befindlichen Dinge hereinzulassen; wenn die in solch einen dunklen Raum kommenden Bilder aber dort bleiben und so ordentlich liegen würden, daß sie bei Gelegenheit zu finden wären, so würde dies hinsichtlich aller sichtbaren Objekte und den ihnen zugehörenden Ideen dem menschlichen Verstand außerordentlich ähnlich sehen«[64]. Auch Locke also verbindet den Eintrag von Schriftzeichen mit der Füllung einer Sammlung, um in ihr die Struktur des menschlichen Bewußtseins wiederzufinden.

Drei Jahre nach der Publikation von Majors »Bedencken« erschien das Inventar jenes »museo« Ferdinando Cospis, das unter den italienischen Kunstkammern einen besonderen Rang einnahm, weil Aldrovandis Privatsammlung hierin aufgegangen war (Abb. 22)[65]. Auf dem Frontispiz sind Objekte aus allen Reichen der Natur, antike Skulpturen, Kunstwerke, Waffen und Werkzeuge unter einem Titel aufgebaut, der, ähnlich wie es das Inventar der Sammlungen Rudolfs II. intendiert hatte, aus der Masse des Materials eine gedankliche Ordnung zu ziehen versucht. In Kurzform betont er die Affinität der Sammlung zur mechanistischen Philosophie: »Diese kenntnisreichen Gebilde (machinamenta) der Kunst und Natur für die erhebende (excitandam) Erinnerung der Antike.« Begrifflich wie sachlich stellt sich das »museo« damit nochmals unter die vier Begriffe Natur, Antike, Kunst und Maschine, und erneut wird angezeigt, daß Kunstkammern in der Hierarchie der Sammlungen den höchsten Rang einnehmen, weil sie als Sammlungsorte der »machinamenta artis et naturae« das Bestreben offenbaren, die Gegenstände und Kräfte der Welt zu analysieren und wirken zu lassen, ohne damit den antiken Bezugspunkt zu verlieren. Den kunstvollen Gebilden der Natur stellt der Mensch seine kostbaren Artificialia gegenüber. Bedeutsam ist aber vor allem, daß der Begriff der schwer übersetzbaren »machinamenta« den Gesamtsinn der Kunstkammer bündelt, weil er analog zur italienischen »machina«, aber auch zum kartesischen Denken alle zu einem Zweck zusammengefügten Gegenstände, also neben Naturformen auch Skulpturen, Gebäude, Gemälde, Geräte und Maschinen umfaßt[66].

Noch als der Kupferstecher Clément Pierre Marillier im Jahre 1762 das kartesische Denken zu illustrieren suchte, wählte er ein arkadisches Idealbild der Kunstkammer (Abb. 23). Unter einer die Antike repräsentierenden, überwucherten Arkade sind auf massivem Plateau Fossilien, Lebewesen der Erde und des Wassers, physikalische, chemische und mechanische Geräte sowie Bücher gruppiert, während das sich auf einen Totenschädel stützende Melancholie-Kind[68] die Pose des grübelnden Denkers einnimmt. Die lockere Inszenierung der Gegenstände auf einem steinernen Plateau erweckt den Eindruck einer Ordnung, die gestaltet, aber zugleich auch natürlich wirken soll. Diese

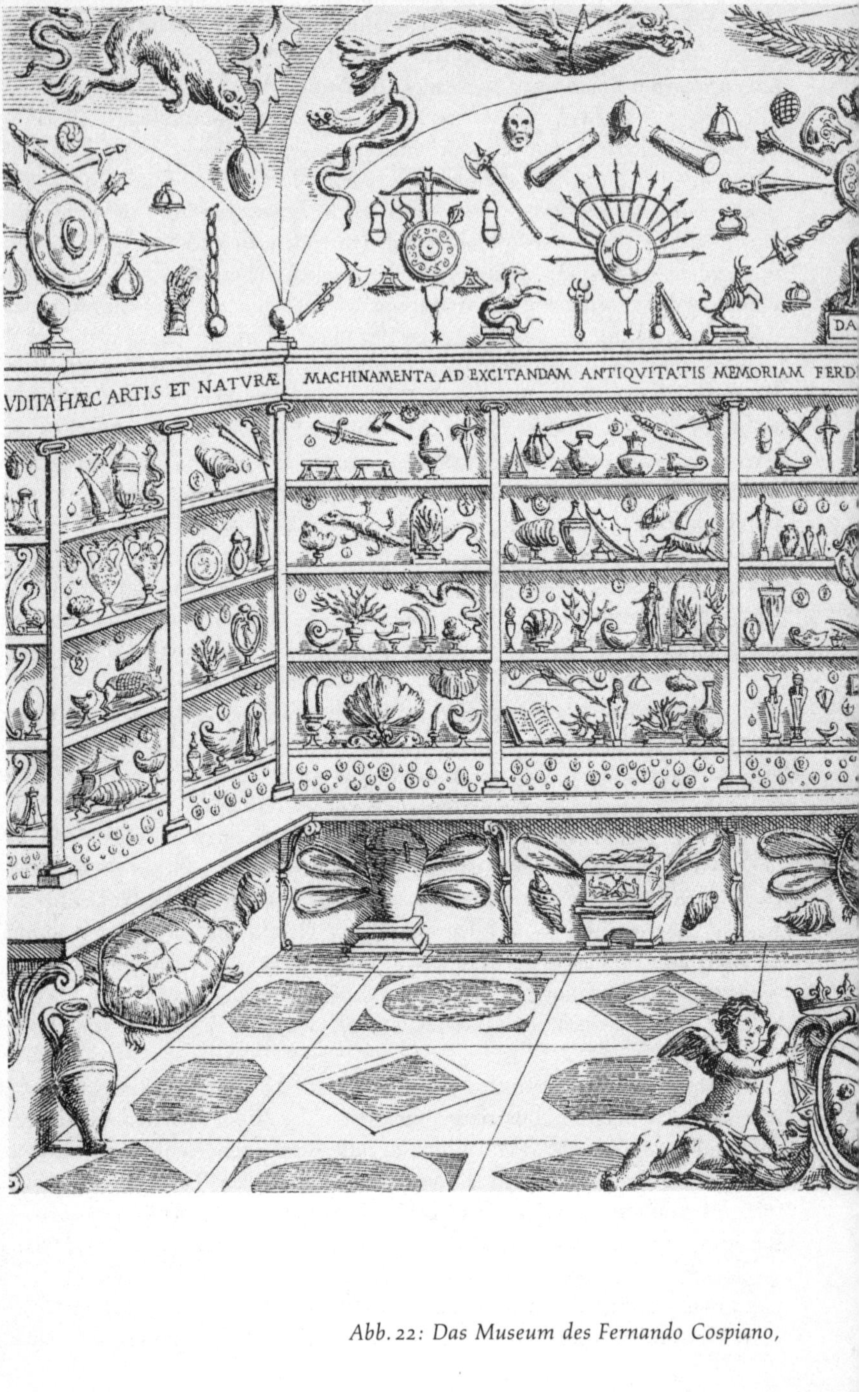
VDITA HÆC ARTIS ET NATVRÆ
MACHINAMENTA AD EXCITANDAM ANTIQVITATIS MEMORIAM FERD

Abb. 22: Das Museum des Fernando Cospiano,

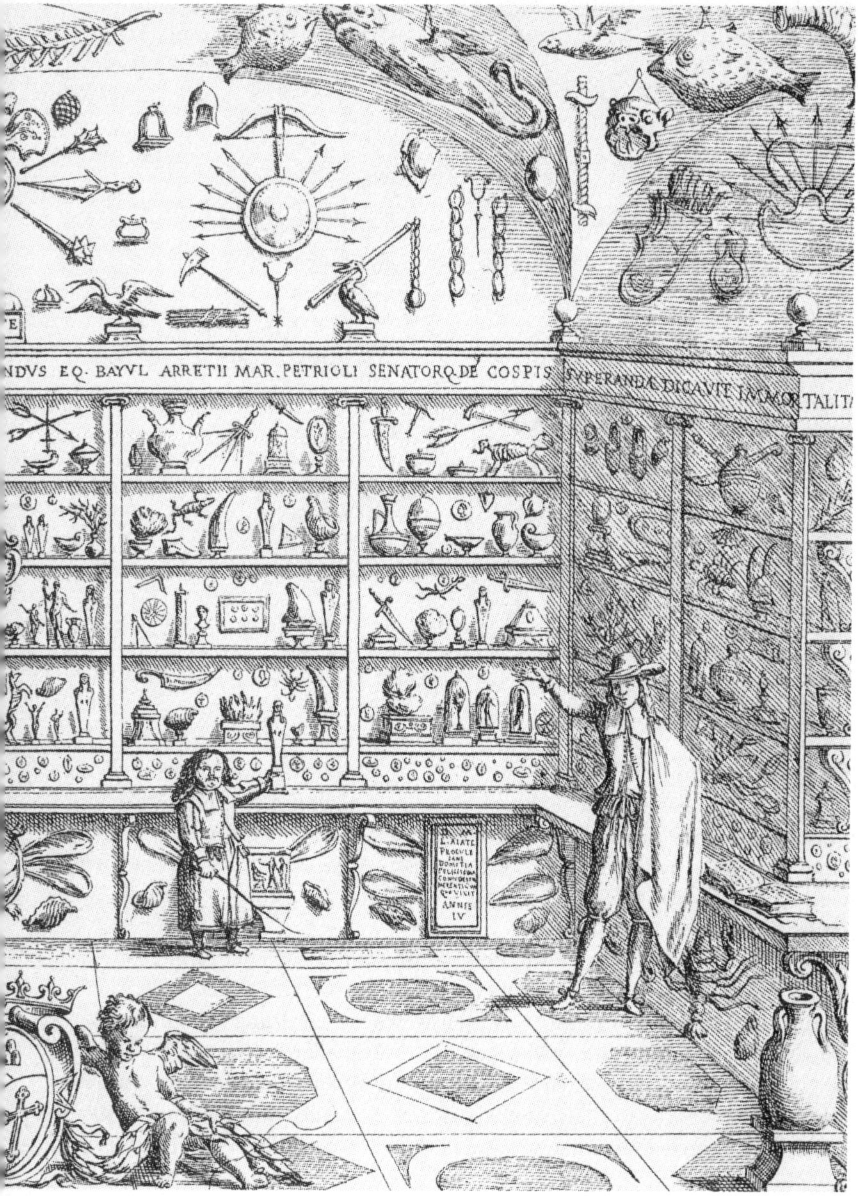
NDVS EQ. BAYVL ARRETII MAR. PETRIOLI SENATORQ. DE COSPIS SVPERANDÆ DICAVIT IMMORTALITA

Frontispiz in: Lorenzo Legati, Museo Cospiano, 1677

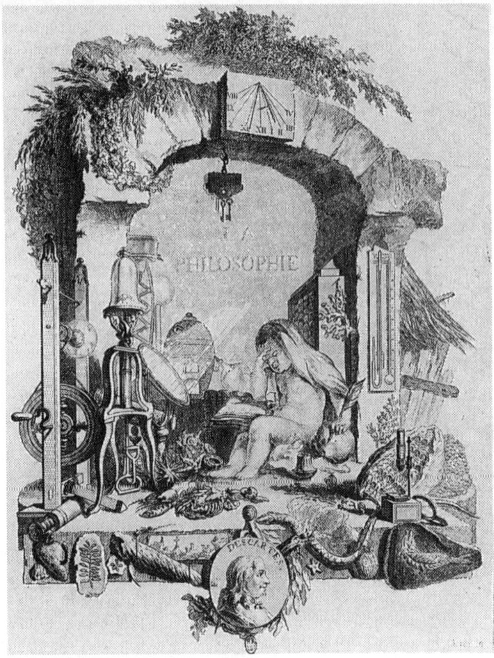

Abb. 23: Die Philosophie, Kupferstich von J. Arrivet nach Entwurf von Clément Pierre Marillier, 1762, Paris, Bib. Nat.

erstmals im Gemälde Parmigianinos verfolgte Spannung bestimmt auch ein programmatisches Detail: Das Medaillon des Descartes unterschneidend, hängt ein Landschaftsrelief inmitten der Fossilien an der Stirnkante, bei dem nicht zu entscheiden ist, ob es von Menschenhand geschaffen oder »zufällig« natürlich gewachsen ist.

In seiner angegriffenen, aber festen Form nimmt auch der rahmende Architekturbogen diese Doppelbestimmtheit auf. Wie schon bei Mercati als Schnittfläche von Naturwirken und menschlicher Gestaltung verstanden, bezeugt diese standfeste Ruine nicht etwa die Vanitas aller Schöpfung[69], sondern die Gültigkeit der kartesischen Philosophie, die einen erleuchtenden Sonnenstrahl am verschatteten Melancholiekind vorbei auf den Rundspiegel schickt. Indem das antike Architekturfragment an seinem Schlußstein die Schlüssel zur gedanklichen Grenzaufhebung von Natur- und Menschenwerk bereithält, wird es zum Triumphbogen des kartesischen Denkens. Nicht nur durch die Requisiten allein, sondern auch durch das Arrangement des Zusammenspiels der antiken Architekturform mit den Instrumenten der Naturbetrachtung stellt dieser Stich ein Siegel des mechanistischen Weltmodells an Hand der gedanklichen Ordnung der Kunstkammer dar[70].

Die mechanistische Struktur der Kunstkammer hat deren inneren Sinn keinesfalls eingeengt, sondern erweitert. Eines der überraschendsten Momente der mechanistischen Philosophie liegt darin, daß es auch okkulten Bestrebungen zum Ausdruck verhelfen konnte, die lange Zeit als pures Gegenbild zum »kalten«, kartesianischen Denken verstanden worden sind[71]. Das stärkste Bindemittel zwischen diesen beiden unvereinbar scheinenden Denkansätzen bildeten die Versuche, künstliches Leben zu erzeugen. Da das Leben in seiner höheren Bestimmung seit Plato durch die Fähigkeit zur Selbstbewegung definiert war, stieg die Erzeugung von Bewegung zum entscheidenden Kriterium auf[72].

Ausgangspunkt war die zum klassischen Bestand der Kunsttheorie gehörende Illusionierung von Natur und Leben[73]. Sie war trotz aller gegenläufiger Stilprinzipien ein Hauptkriterium für die Beurteilung von Kunst geblieben. So bewertete Fürst Karl Eusebius von Liechtenstein (1611–1684), einer der bedeutendsten Sammler seiner Zeit, Kunstwerke danach, ob der Bildgegenstand »natirlich« und »lebendig« wirke und ob die dargestellte »Postur und Bewegung« glaubwürdig ausgeführt sei; wie bei den Menschen, so auch bei den gemalten Tieren: »als lebeten sie, laufeten sie oder, was sie machen sollen«[74].

Diese Äußerungen bezogen sich vor allem auf die Malerei. Sie konnte Lebendigkeit allein durch Formen und Farbe hervorrufen, die vom Betrachter verlangten, die Illusion der Lebendigkeit in seiner Imagination zu vollenden. Durch die im 15. Jahrhundert erfundene Technik des Naturabgusses hatte es die Plastik dagegen leichter, Lebendigkeit zu illusionieren. So bildeten die Abgüsse von Pflanzen und Tieren Wenzel Jamnitzers eine Illusionswelt lebendiger Kreaturen, »wie sie in dem bergwerk natura gewachsen sind«[75]. In Quicchebergs Handbuch der Kunstkammer machen sie einen ganzen Abschnitt aus: »Gegossene Tirplastiken aus Metall, Gips, Lehm und jeglicher Art von künstlichem Material. Die so hergestellten Nachbildungen sehen alle lebendig aus; so die Eidechsen, Schlangen, Fische, Frösche, Krebse, Insekten, Muscheln und was dieser Art ist. Man wird gewöhnlich noch mit Bemalung nachhelfen, damit sie echt wirken«[76].

Eine weitere Steigerung bot die äußerliche oder innere Bewegung der Figuren. Im Kleinformat geschah dies in den sogenannten »Schüttelkästen«. Ein solches Beispiel aus Ambras (Abb. 24) zeigt auf einem aus Moos, Muscheln, Gips, Holz, Papier und Draht täuschend echt gebildeten Waldboden eine Zusammenstellung von Schildkröten, Eidechsen, Schnecken und anderen Kriechtieren, die nur lose mit dem Untergrund befestigt waren und sich daher bei der kleinsten Erschütterung des Kastens selbständig, wie in quirliger, unentwegter Motorik verfangen, zu bewegen schienen[77].

In den Kunstkammern waren derartige Übergänge vom Naturstoff zum verlebendigten Körper wie auf einer Theaterbühne in allen Stufen zu verfolgen. Insofern die spiralförmigen Raumdrehungen manieristischer Figuren den Sinn haben, innere Motorik durch das Prinzip der »figura serpentinata« auf die Umwelt und den Betrachter zu übertragen[78], ist nicht erstaunlich, daß die Raptusgruppe Giovanni da Bolognas und zwei kleine Laokoon-Repliken in der Prager Kunstkammer Rudolfs II. neben bewegt ausgreifende Kunstgebilde der Natur in Form von Hirschgeweihen plaziert wurden und daß sich in der Nähe des »Merkur« eine Automate befand. Ihr Gegenstück fanden Schüttelkästen in Automatenlandschaften, in denen sich ganze Gruppen von Gestalten bei der Ernte oder anderen Handlungen betätigten[79].

In derartigen Automaten fand der Wunsch, über die Eingebung von Bewegung Leben nachzubilden, den sinnfälligsten Ausdruck. Diese selbstbewegten Gebilde boten die Möglichkeit, die vierte Etappe der historischen Abfolge **Naturform – antike Skulptur – Kunstwerk – Maschine** in Form der legendären Automaten des Daidalos aus der Antike abzuleiten. Ihre Berühmtheit lag daran, daß sie durch Einsicht in die Gesetze der Mathematik und deren Anwendung geschaffen worden zu sein schienen[80]. Nach den mittelalterlichen Automatenlegenden[81] wurden die Daidalos-Berichte durch Heinrich Cornelius Agrippa von Nettesheims (1486–1535) »Occulta philosophia« gefiltert, in der sich das Votum für die Naturwissenschaften mit magischen Deutungsweisen zu einer eigenartigen Zwischenform von Okkultismus und Aufklärung vermischt. Agrippa zufolge hat die antike Wissenschaft erwiesen, daß Erstaunliches bewirkt werden könne, wenn Kenntnisse der Naturphilosophie und Mathematik auf die praktischen Fächer angewendet würden; »von solcher Art waren die bei den Alten die 'simulacra' und 'automata' genannten [Gebilde] des Dädalus, deren sich Aristoteles erinnert; die sich selbst bewegenden Dreifüße Vulkans und Dädalus', von denen Homer erzählt, daß sie aus freiem Willen mit in den Kampf zogen, und von denen wir bei dem Gymnosophisten Hiarbas lesen, daß sie sich von selbst zum Gastmahl bewegten sowie die goldenen Statuen, die bei dem Gastmahl die Aufgaben der Mundschenken und Aufwärter durchführten«[82]. Im Anklang an Agrippa feierte noch die »Mathematical Magic« des Mathematikers John Wilkins (1648) Daidalos »to be one of the first and most famous amongst the ancients, for his skill in making automata, or self-moving engines«[83].

Automaten wurden auch in die Kunsttheorie aufgenommen. Giovanni Paolo Lomazzos Abhandlung über die Malkunst (1584) thematisiert den Übergang von der illusionierten zur mechanisch-scheinlebendigen Bewegung bereits als feste Gegebenheit der künstlerischen und kunsttechnologischen Praxis. Im Kapitel über die Physik der Bewegungen leitet Lomazzo zwanglos zur Darstellung der Geschichte der Automaten bis hin zu jüngsten Entwicklungen über[84], wie sie zur selben Zeit auch in den Kunstkammern dokumentiert wurden. In Prag waren neben der genannten Automate weitere Exemplare in Uhren integriert oder als eigene Gruppe zusammengefaßt, unter der sich Pfeifer, Trommelschläger, ein Hund und eine lauffähige Schildkröte befanden[85].

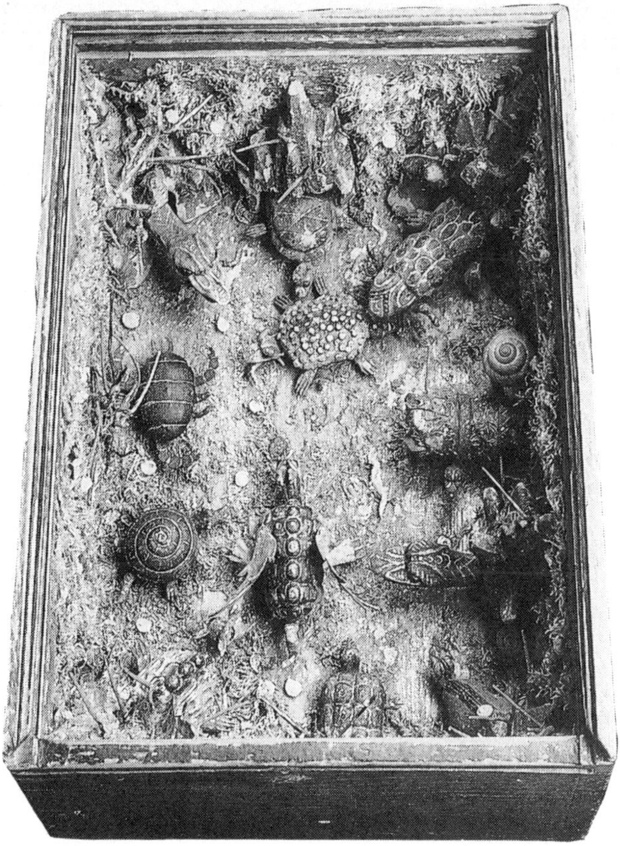

Abb. 24: Schüttelkasten, 2. Hälfte 16. Jahrhundert, Wien, Kunsthistorisches Museum, Sammlungen Schloß Ambras

Einen besonderen Ort besaßen diese Gebilde in Grotten und Gärten. Hier erfüllten sich ihre Versprechungen in größerem Maßstab, und hier bot sich ein Paradefeld, auf dem der Übergang von scheinbar unberührter, aber gestalteter Natur zu antikisierendem Bildwerk und schließlich zu verlebendigten Automaten besonders sinnfällig werden konnte, weil die Grotten als anthropomorphe »Mutterhöhlen« aufgefaßt wurden, in denen sich die Höherentwicklung der Metalle wie in einem unterirdischen Naturlabor vollzog[86]. Der bedeutendste Grottenkünstler war das Universaltalent Bernard Palissy, der als einer der ersten Empiriker einen festen Rang in der Wissenschaftsgeschichte besitzt, nicht aber ein Gegner, sondern ein ketzerischer Anhänger der Alchemie war. Sein Entwurf einer mit Gärten, Lauben und Grotten versehenen Anlage besitzt auch eine in den Fels gehauene »gallerie«, in der verschiedene Gestalten »si près de la nature« emailliert sind, daß sie von Besuchern unwillkürlich begrüßt werden. Dahinter erstrecken sich tiefer im Felsen verschiedene Säle mit einer Bibliothek, Speichern für Saatgut und Laboratorien[87]. Im Innersten der Natur selbst verkörpert sich das Interesse an der Natur im Dreiklang von überliefertem Wissen, Experiment und praktischem Nutzen des Naturstoffs, und zugleich ergibt sich hier eine Art Außenposten dessen, was die Kunstkammern im inneren Bereich der Schloßarchitektur in größerem Maßstab fundieren.

Einen Eindruck von der Komplexität dieser Grottenwerke vermittelt auch das Werk des Künstlers, Ingenieurs und Gelehrten Salomon de Caus, der die Wasserspiele und Automaten der Villa Medici in Pratolino ebenso kannte wie die der Villa d'Este in Tivoli. Sein antikes Vorbild war Herons »Pneumatica«[88]. Eine seiner anspruchsvollsten Erfindungen zeigt eine Grotte, in deren zerklüfteter Felslandschaft der schalmeiblasende Polyphem in Gesellschaft von Schafen und Böcken, Schnecken und Muscheln sitzt, während sich Galatea und zwei Delphine im Bassin des Vordergrundes ununterbrochen hin- und herbewegen (Abb. 25)[89]. In der neben der Grottenbühne für den Leser geöffneten Kammer tritt die imposante Mechanik der mythologischen Szene ebenbürtig gegenüber. Die Wasserzufuhr treibt abwechselnd eine der beiden links- und rechtsläufigen Walzen an, so daß die Übertragung dieses Antriebsrhythmus auf die Muschel der Galatea eine stetige Umkehr am Ende ihrer jeweiligen Bahn ergibt.

Labor

Bei de Caus haben sich keine okkulten Neigungen nachweisen lassen[90], aber da die von Johann Valentin Andreae in den Jahren 1614–1616 verfaßten rosenkreuzerischen Manifeste ebenso wie das nicht minder einflußreiche »Theatrum Sapientiae« des Hamburger Rosenkreuzers Heinrich Khunrath[91] von geheimnisvollen Grüften sprechen, in denen die Mittel zu einer weltweiten, durch Mathematik, Physik und Magie ausgelösten neuen Reformation geborgen sind, und da sich diese Hoffnungen auf den Heidelberger Hof fixierten, lag nahe, in den Grottenautomaten des de Caus ihren geheimen Zielpunkt zu sehen[92]. Als eine überirdische Entsprechung der unterirdischen Laborhöhle gab die Kunstkammer den entsprechenden sammlungstechnischen Zielort[93]. In seiner »Chymischen Hochzeit« hat Andreae einen insularen Laborpalast beschrieben, der Züge einer gigantischen Kunstkammer besitzt. In einem der dortigen Säle ist »an Bildern, Gemählen, Urwercken, Orgeln, Springende Brünnlein und dergleichen nichts vergessen«[94], und über die ausdrücklich als »Kunstkammern« titulierten Räume heißt es: »da sahen wir solch wunderbarliche Geschöpff der Natur, auch andere sachen, so Menschliche Vernunft der Natur nach gethan, daß wir noch wol noch ein Jahr hetten gnug zusehen gehabt«[95]. Die vielleicht berühmteste englische Kunstkammer des 17. Jahr-

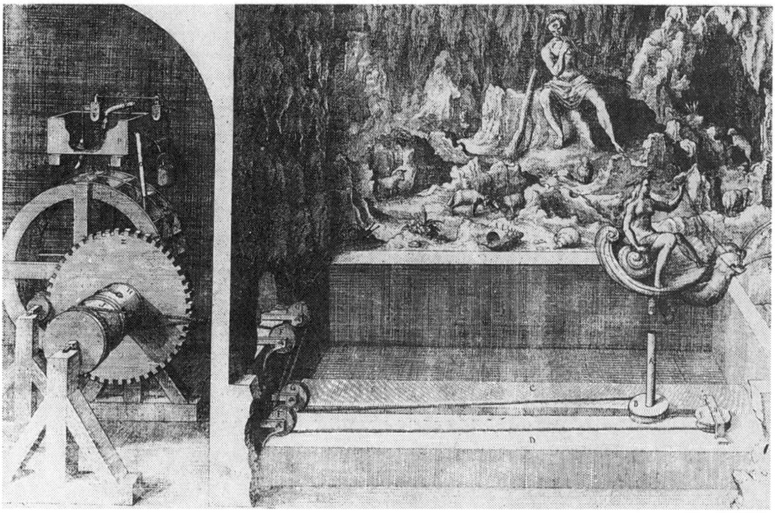

Abb. 25: Polyphem und Galatea, Grottenautomaten von Salomon de Caus, Illustration in: Salomon de Caus, Von gewaltsamen Bewegungen, 1615

hunderts, das Museum des Rosenkreuzers Elias Ashmole, kann als Versuch einer Umsetzung dieser Vision gelten[96].

Palissys und Andreaes Vorstellungen, die Kunstkammern nicht nur als passive Sammlung, sondern auch als aktives Labor zu nutzen, entsprach der prometheischen Praxis, Sammeln, Forschen und Gestalten als Einheit zu begreifen[97]. Schon Quicchebergs »Inscriptiones« lassen die Einteilung der Kunstkammer in die Beschreibung der zugehörigen Werkstätten münden[98]. Für die Fürsten und Kaiser bedeutete eine aktive Beteiligung an der Forschung und an der Bearbeitung des Materials, wie sie die kostbaren Drechselmaschinen ermöglichten, einen besonders sinnfälligen Ausweis ihrer absoluten Herrschaft, der nicht allein ihre repräsentative Würde, sondern auch und vor allem eine aktive Kontrolle der Außenwelt betonte[99]. Dem herrschaftlichen Anspruch entkleidet, wurden die Kunstkammern zu Impulsgebern für Universitäten und Akademien sowie alle Einrichtungen, die theoretische Überlegungen mit Arbeit am Material zu verbinden suchten.

Eine der entscheidenden Etappen bildet die noch von Francesco I. in Auftrag gegebene und nach seinem Tod im Jahre 1587 durch seinen Nachfolger Ferdinando I. de'Medici weitergeführte Tribuna mitsamt den angrenzenden Korridoren in den Uffizien von Florenz. Nach Abschluß der Arbeiten (1589) war die Galerie zu einem ohne Vorbild dastehenden Ensemble von Kunstkammer und Werkstätten angewachsen. Für diesen produktiven Charakter des Ensembles bedeutete es keinen Widerspruch, daß die Tribuna als ihr Herzstück antikisch geprägt war. Ihre durch Skulpturen und Gemälde der Götter und der

Herkulestaten entwickelte Ordnung folgte dem spätantiken Kosmosmodell, ihre achteckige Form wie auch die durch die Kuppel hindurchstoßende Wetterfahne war Vitruvs Beschreibung des Athener Turmes der Winde entlehnt, und auch der in der Kuppel angebrachte Zodiakus ging auf Vitruv zurück[100]. In der Mitte der Tribuna stand ein Kunstkammerschrank, der ihre Form im Kleinen wiederholte und in seinen Fächern die verschiedenen Sammelbereiche en miniature aufnahm. Diese Kunstkammer im Kleinen war von acht auf dem verkröpften Architrav sitzenden Büsten römischer Kaiser bekrönt[101]. Um die Tribuna gruppierten sich die Waffensammlung, ein Saal mit Bronzen sowie weitere Räume mit wissenschaftlichen Instrumenten und Objekten der drei Naturreiche, und schließlich kamen Arbeitsräume mit »Handwerkern jedweden Berufes, Vermögens und Ranges« hinzu[102].

Unter Ferdinando I., der den Tribuna-Komplex vollenden ließ, wurde auch die Pisaner Galerie gegründet, die von einer Naturaliensammlung zu einer kompletten, auch Kunstwerke umfassenden Kunstkammer ausgebaut wurde[103] und als integraler Bestandteil der Universität zu den ersten Beispielen einer inneren Beziehung einer Kunstkammer zu autonomen Forschungs- und Lehreinheiten gehört. Nach diesem Modell war die berühmteste und umfangreichste italienische Kunstkammer, das von 1651 an um eine Antikensammlung aufgebaute Museum Kircherianum des deutschen Mathematikers, Ethnologen, Historikers und Linguisten Athanasius Kircher, an das römische Jesuitenkolleg angeschlossen. Das Titelblatt des Inventares zeigt Kircher bei einer Erläuterung der Bestände (Abb. 26)[104].

Die Gründung einer öffentlichen Forschungsstätte aus einer Kunstkammer ist schließlich an den von 1690 an in mehreren Schritten erfolgten Stiftungen des Luigi Ferdinando Conte de Marsigli zu Bologna besonders gut zu studieren. Indem der Conte sein Haus mit Bibliothek samt seiner umfangreichen Sammlung von Mineralien, Pflanzen, Tierpräparaten, Antiken, Kunstwerken, wissenschaftlichen Instrumenten, Automaten und einem Labor der Universität als »Istituto delle Scienze« übertrug, machte er seine Kunstkammer zu einer Art Geburtshelfer institutionalisierter Forschung. Die Titelvignette der Gründungsakten (Abb. 27) zeigt mit exemplarisch ausgewählten Objekten der Mineralogie, der Tier- und Pflanzenkunde, der Antike, der Kunst, der Mechanik und des Buchwissens ein Kunstkammerensemble, das eine ähnliche Gliederung wie Marilliers spätere Visualisierung der Philosophie des Descartes (Abb. 23) aufweist[105].

Nicht alle Akademien besaßen Kunstkammern, aber eine der einflußreichsten derartigen Institutionen, die Londoner Royal Society, setzte seit ihrem Beginn im Jahre 1662 auf den Aufbau einer solchen Sammlung[106]. Die im Jahre 1666 gegründete Académie Royale des Sciences[107] von Paris besaß mit einer Sammlung von Maschinenmodellen nur einen Sektor des Konzeptes der Kunstkammer. Als aber der Kupferstecher, Mathematiker und Physiker Sébastien Leclerc im Jahre 1689 ein Idealbild der »Académie des Sciences et des

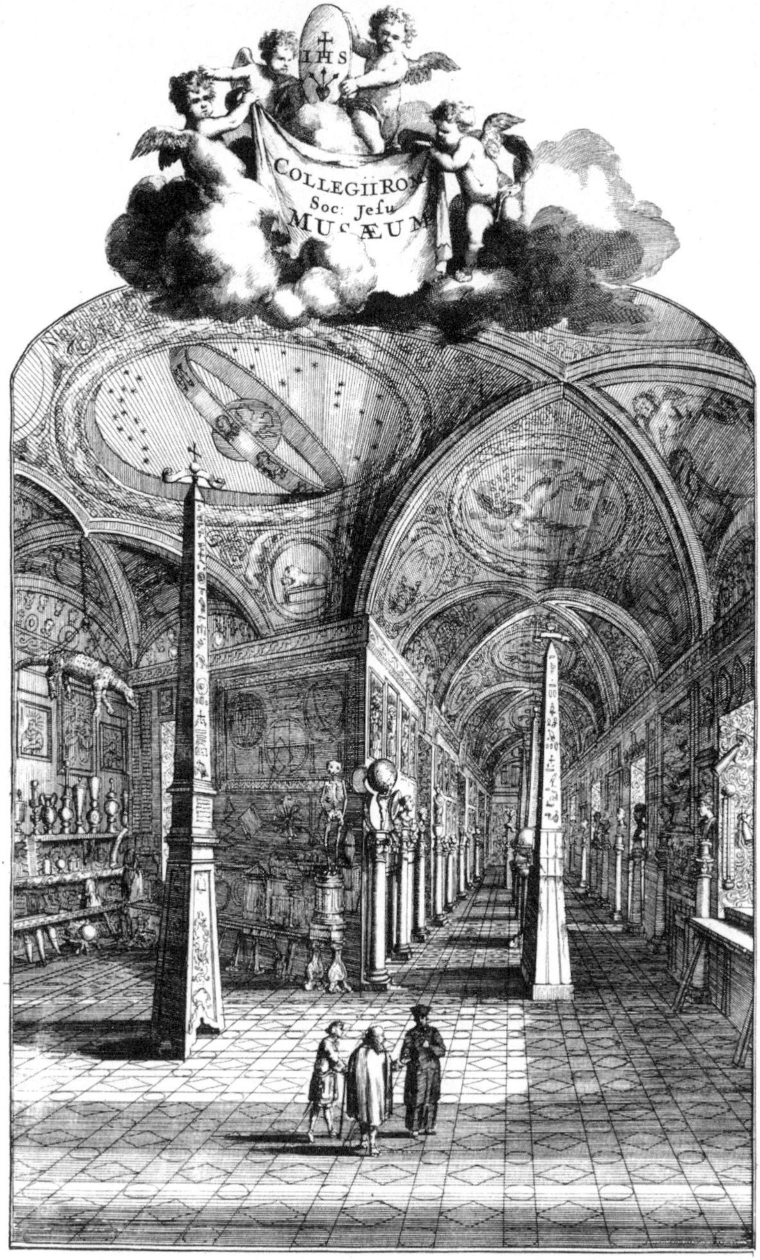

Abb. 26: Museum des Athanasius Kircher,
Frontispiz in: Giorgio de Sepi,
Romani Collegii Societatis Jesu Musaeum Celeberrimum, 1678

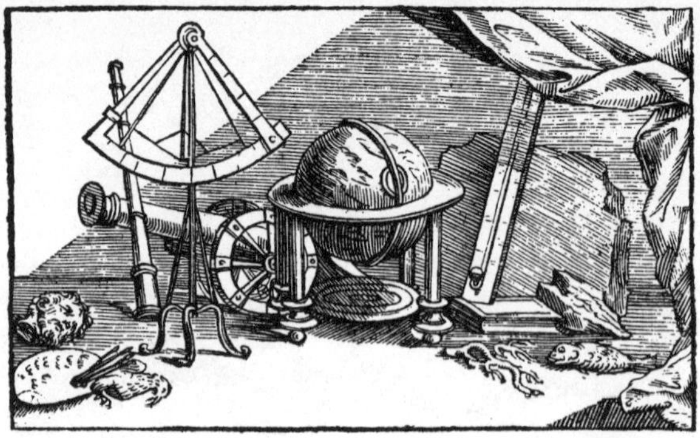

Abb. 27: Titelvignette der Gründungsakten des »Istituto delle Scienze«, Bologna, 1728

Beaux Arts« schuf (Abb. 28), rief er nochmals den Gesamtkomplex der Kunstkammer auf[108]. Die antike Kleidung der Forscher und Künstler betont den Bezug zum Altertum. Die mechanisch-mathematische Naturforschung nimmt den Vordergrund ein, während die bildenden Künste und die Musik den Mittel- und Hintergrund ausfüllen, die Theologie als reine Buchwissenschaft aber an die Seite gedrängt ist. Raphaels in der »Schule von Athen« visionierter Tempel der Philosophie und der kontemplativen Naturforschung ist in ein an der Kunstkammer geschultes, grandioses Forum von Antikensehnsucht und Maschinenglauben, bildender Kunst und Technik, Philosophie und angewandter Wissenschaft, Grundlagenforschung und Nutzanwendung verwandelt.

Utopie

Leclercs Stich vollendet einen Impuls, der vermutlich von der Uffizien-Tribuna ausgelöst worden war. In ihrer Glanzzeit muß sie einen unvergleichlichen Eindruck gemacht haben, da sie dem historischen und sukzessiven Moment, das sich aus der Natur entfaltete und über die Antike bis in die Gegenwart reichte, durch die Versprechungen der fieberhaft arbeitenden Laboratorien und Werkstätten eine geradezu futuristische Verlängerung gab. Daß die großen, technikbewegten Utopien in der Zeit zwischen der Uffizien-Tribuna und dem Stich Leclercs niedergelegt wurden, ist daher kein Zufall. Auf diese Visionen haben die Kunstkammern einen womöglich noch größeren Einfluß ausgeübt als auf die Akademien, weil ihre prachtvolle und idealiter unendliche, auf die gesamte Welt und die gesamte Geschichte zielende Versammlung unterschiedlichster Gebilde einen per se utopischen Charakter besaß. So weist Tommaso Campanellas im Jahre 1602 im Kerker verfaßte, erst 1613 veröffentlichte »Civitas Solis« Züge einer gigantischen Kunstkammer auf. An den sechs inneren der sieben ringförmigen Stadtmauern sind kostbare Malereien angebracht. Von der Innenwand des ersten zur Außenwand des sechsten Ringes reihen sich Bilder der Mathematik, der Geographie und Ethnographie, der Mineralogie, der Wasserkunde und Meteorologie, der Pflanzenkunde, der Zoologie, der Mechanik und schließlich der großen Erfinder und historischen Persönlichkeiten. Die Abfolge dieser Anordnung kommt jener Gliederung des Inventars von Ferrante Imperatos Neapolitaner Kunstkammer nahe, das im selben Jahr erschien, in dem Campanella seine Utopie im Gefängnis zu schreiben begann[109]. Daß Bilder das gesamte Wissen aller natürlichen und künstlichen Wesen und Gegenstände, ihres Nutzens und ihrer Beziehungen zu Gestirnen und Menschen ordnen, um auch auf Proben der abgebildeten Objekte und zugehörige Werkstätten hinzuweisen[110], wird aber auf das im Studiolo Francesco I. de' Medicis entwickelte Prinzip reagiert haben, die Inhalte der Sammlungsschränke durch Kunstwerke anzuzeigen. Der in der Mitte aufragende Tempel nimmt jedenfalls als überkuppelter Zentralbau, in dessen Gewölbe neben den Sternen auch die Himmelsrichtungen gemalt sind und durch dessen Laterne eine drehbare Wetterfahne als Windzeiger stößt, Bestandteile der Uffizien-Tribuna auf[111].

Vier Jahre nach Campanellas »Sonnenstaat« erschienen Keplers »Tabulae Rudolfinae« mit einem nach einer eigenhändigen Skizze Keplers gefertigten Frontispiz des Kupferstechers Georg Cöler. Tycho Brahes Kompromiß zwischen geo- und heliozentrischem Kosmos ist im Anklang an Campanellas heliozentrischen Sonnenstaat-Tempel in die Decke des Daches eingetragen (Abb. 29)[112]. Das Innere des Tempiettos bevölkern berühmte Naturforscher, und im vorderen Feld des Sockelgeschosses ist die Insel Hven im dänischen Sund zu sehen, auf der Brahe mit Unterstützung Friedrichs II. von Dänemark die einzigartige Forschungsstätte Uranienborg errichten konnte, die als eine kleine, insulare Gelehrtenrepublik das Verheißungsvolle der Inselutopien zu bestätigen schien[113].

Der Urania-Tempel steht in loser Verbindung zu einem Gedicht, mit dem Kepler sein Hauptwerk, die »Nova Astronomia« (1609), unter Berufung auf Urania kommentiert hatte:

Ich untersucht' nun zuerst der Planeten gewöhnliche Bahnen
Und die böse Gefahr, die die rissigen Mauern bedrohte,
Da die Säulen der Welt bereits ins Wanken gerieten.
Dunkel auf den Ursachen lag. Der Chor der Gelehrten
Wahrheitssicher vertraut einfach dem Prutenischen Meister.
Da legt' ich Hand ans Werk, in der Hoffnung, es werd' mir gelingen
Um mit neuem Gebälk die Decke des Himmels zu stützen.
Treffliches Bauholz lieferte mir mit der Fünfzahl der Körper
Jener von Samos, Euklid gab die Richtenschnur, Pallas die Einsicht
Und Urania spendete oft durch ihre Adepten
Beifall und kündete fröhlich gestimmt die Feier des Sieges.[114]

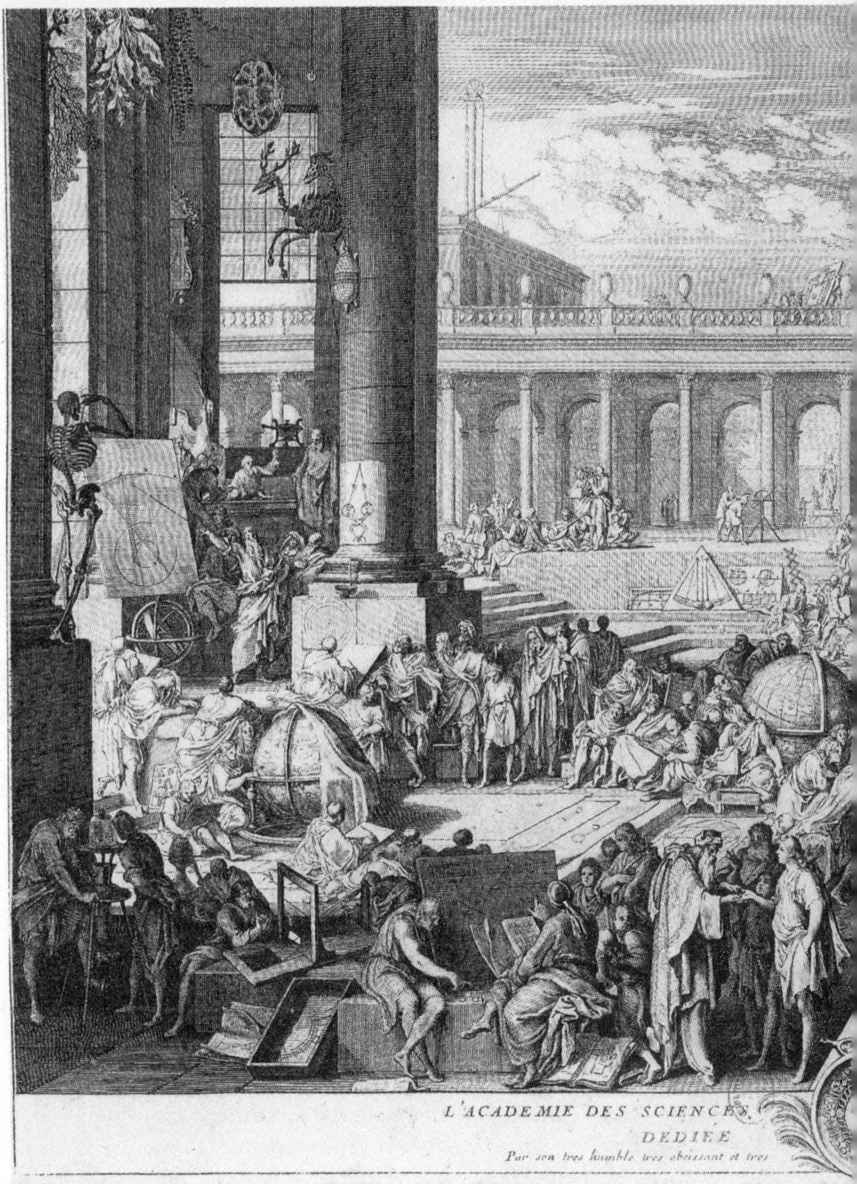

Abb. 28: Akademie der Wissenschaften und der Schönen Künste,

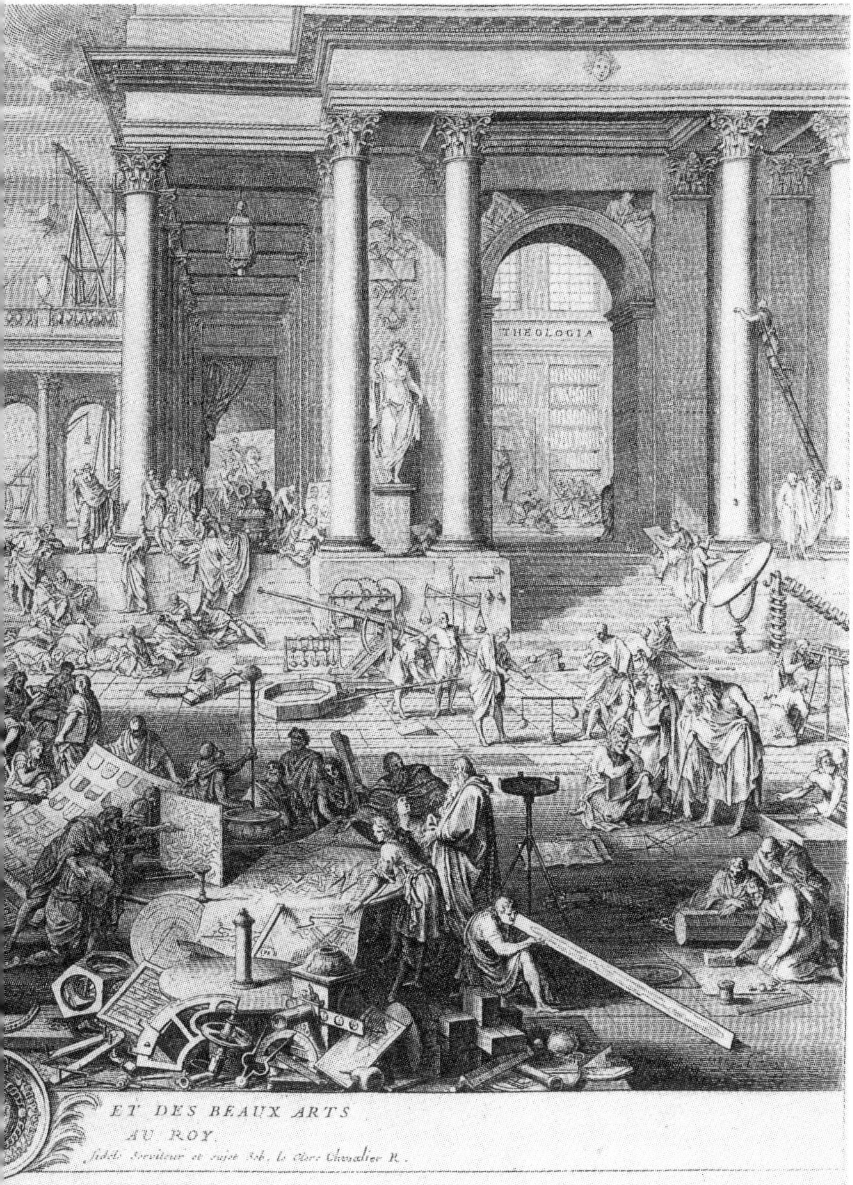

Kupferstich von Sébastien Leclerc, 1698, Paris, Bib. Nat.

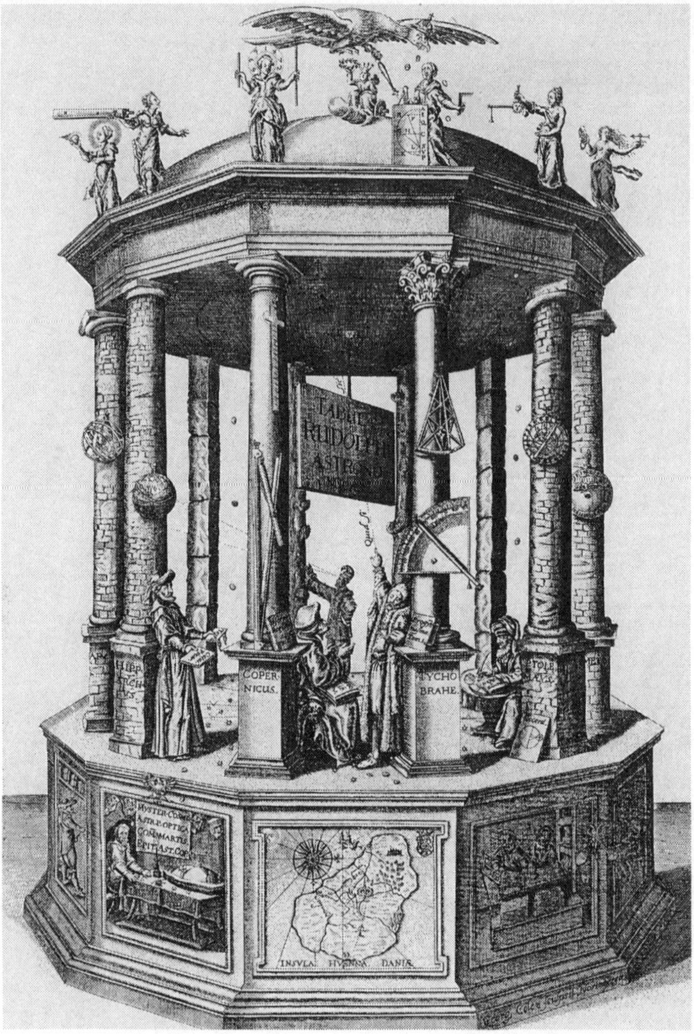

Abb. 29: Tempel der »Rudolfinischen Tafeln«,
Kupferstich von Georg Cöler nach Entwurf Johannes Keplers,
Frontispiz in: Johannes Kepler, Tabulae Rudolfinae, 1617

In ihrer rohen Form könnten die hinteren Tempelstützen des Stiches auf die im Gedicht angeführte Gefahr anspielen, daß »die Säulen der Welt ins Wanken gerieten«. Dem widerspricht aber, daß der Tempel auf ihre Stützkraft nicht weniger angewiesen ist als auf die der modernen Säulen. Diese treten also nicht etwa an die Stelle der alten Träger, sondern sie beseitigen die nach der Antike eingetretenen Erschütterungsschäden.

Der mit utopischen Motiven erfüllte Rundtempel erinnert an den Tempietto der »Metallotheca«[115] (Abb. 8), und auch die historische Symbolik dieses Stiches, die Geschichte in verschiedene räumliche Stadien aus dem Bereich des Vorgeschichtlich-Natürlichen über die Antike bis zur Moderne zu staffeln, ist wiederholt. Die roh aufeinandergefügten Quadern der hinteren Stützen repräsentieren die chaldäische und babylonische Wissenschaft. Sie sind jenem in der »Metallotheca« durch die Ruine markierten Grenzbereich zuzurechnen, in dem sich die Naturform und der anonyme Eingriff der Menschen die Waage halten. Die mittleren Ziegelsteinsäulen sind mit Aratos, Hipparch, Ptolemäus und Meton dann bereits vier Heroen der Antike zugeordnet, und die beiden vorderen Säulen, die dem Bauwerk den Glanz des Marmors geben, sind Kopernikus und Brahe gewidmet. Die historischen Stufen sind erneut als unterschiedliche Formen der Naturbearbeitung gefaßt, so daß sich auch hier eine Viererkette von der Naturform (den rohen hinteren Pfeilern) über die Antike (römischen Ziegelsteinsäulen mit Kosmosmodellen und Berechnungstafeln) zum kostbaren jüngeren Kunstwerk (den vorderen Marmorsäulen) bis schließlich zu den an ihnen aufgehängten, avanciertesten Instrumenten ergibt.

1627, als Keplers »Tabulae Rudolfinae« publiziert wurden, kam auch Francis Bacons Utopie »Neu-Atlantis« in lateinischer Übersetzung heraus. Die englische Fassung entstand vermutlich im selben Jahr 1623, in dem Campanellas »Sonnenstaat« erschienen war. Im Zentrum seiner Inselutopie beschreibt Bacon die »domus Salomonis«, die als eine gigantische, fiktive Kunstkammer anzusehen ist[116]. In diesem Komplex, in dem »die Erkenntnis der Ursachen und Bewegungen sowie der verborgenen Kräfte in der Natur und die Erweiterung der menschlichen Herrschaft bis an die Grenzen des überhaupt Möglichen« gefördert wird, sind auch Automaten gesammelt: »Wir haben viele ausgezeichnete Uhren sowie andere Luft- und Wasser-Werke, die im Kreis laufen und umgekehrt wieder zurückkommen. Wir ahmen die Bewegungen der Lebewesen in Nachbildungen nach, wie etwa in künstlichen Menschen, Vierfüßlern, Vögeln, Fischen und Schlangen. Schließlich besitzen wir auch noch andere, durch Gleichmaß und Feinheit ausgezeichnete Automaten«[117]. Das »Haus Salomons« findet seine Krönung schließlich in zwei Säulenhallen: »Was unsere Lebensweise und unsere Bräuche betrifft, so haben wir zwei geräumige und schöne Säulenhallen. In der einen von ihnen stellen wir der Reihe nach Musterstücke aller seltenen und hervorragenden Erfindungen auf, in der anderen aber die Standbilder berühmter Erfinder«[118].

Durch den Tempelcharakter der beiden Ehrenhallen bleibt die Antike eine Instanz, vor der sich die modernste Technik und die Reihe der Erfinder ausweisen. Für diese Hoffnung auf eine Entwicklung von Mensch und Technik bietet die Antike eine sowohl abstoßende wie durchlässige Membran, weil sich die modernen und die zukünftigen Erfindungen zwar von ihr absetzen, das zu erreichende Stadium aber weit hinter ihr, im Paradies liegt. Schon in »Valerius

Terminus« (1603) entwickelt Bacon seine – später durch Major weitergeträumte – Vision, durch einen futuristischen Furor zum adamitischen Wissen über die Natur voranzuschreiten und durch Fortschritt das Paradies wiederzuerlangen[119]. Damit wird das »Nirgendwo« der Insel Bensalem in einen unbestimmten Ort der Zukunft umgemünzt, dessen paradiesische Wurzeln in der Vergangenheit liegen. Die Automaten sowie die an anderer Stelle erwähnten Homunculi und Tier- sowie Pflanzenzüchtungen füllen diese Vision mit Leben. Es handelt sich um über die vorgefundene Schöpfung hinausgehende Werke, die als Elemente eines weder historisch noch systematisch abschließbaren Bewegungsvorganges zu verstehen sind[120].

Francis Bacons Bestimmung der Kunstkammer

Das »Haus Salomons« von »Neu-Atlantis« ist nicht zufällig als Idealbild einer Kunstkammer konzipiert. Im Vorwort seines unvollendeten opus magnum, der »Instauratio magna«, beschreibt Bacon die Elemente seines naturgeschichtlichen Lebenswerkes, als wolle er die Objekte einer Sammlung (congeriem) ordnen: »Hinsichtlich aber der Sammlung bringen wir nicht nur die Geschichte der freien und ungehinderten Natur, zu der die Geschichte von Himmel, Meteoren, Wasser und Land, Mineralien, Pflanzen und Tieren gehört, zusammen, sondern weitaus mehr noch die der gebundenen und strapazierten Natur, folglich also, wie sie durch die menschliche Kunst und Verrichtung aus ihrem Zustand verdrängt und gedrückt und geformt wird. Sodann würden wir alle Experimente der mechanischen und des angewandten Teils der freien sowie der vielen praktischen Künste, die noch nicht mit den Künsten verbunden worden sind, aufnehmen (...), denn die Natur der Dinge zeigt sich eher über die Eingriffe durch die Kunst als in der ihr eigenen Freiheit«[121]. In diesem zentralen Passus weist Bacon sein literarisches Werk als eine Art fiktiver Kunstkammer aus. Die Elemente der ungehinderten und freien Natur entsprechen den »Naturalia« der Kunstkammern; die Objekte der durch menschliche Kunst gebundenen und geformten Natur entsprechen den »Artificialia«, und die Mittel der Naturveränderung decken sich mit den »Scientifica«. Etwa zur selben Zeit, zu der die rudolfinische Sammlung in Prag nach Naturalia, Artificialia und Scientifica inventarisiert wird, legt Bacon seiner »Sammlung« des Naturwissens eine ähnlich gefaßte Grobgliederung zugrunde.

Dieser Gleichklang basiert offenbar auf einer genauen Kenntnis der Kunstkammern oder zumindest der Prinzipien ihrer Aufteilung. Bacons in die »Essays« aufgenommene Abhandlung über das Reisen endet bei der Aufzählung der unbedingt zu besichtigenden Sehenswürdigkeiten mit »Kunstkammern und Seltenheiten«[122], und eine seiner frühesten Visionen einer Utopie des Lernens ist vom Konzept der Kunstkammer bestimmt. Als Bacon sein Konzept einer umfassenden Umwälzung des Wissens und Forschens im Jahre 1596 vor Königin Elisabeth I. entwickelt, denkt er unwillkürlich an eine Kunstkammer mit Laboratorien nach Art der Uffizien-Tribuna oder der Prager Kunstkammer Rudolfs II., aber auch an die zugehörige Außenstelle eines Gartens, wie sie Palissy konzipiert hatte. In Gestalt eines »Second Counsellors« spricht Bacon einer Kunstkammer samt zugehörigem Labor den Charakter des Steines der Weisen zu. Er schlägt »vier Werke und Maßnahmen« vor, die ihrer Bedeutung nach u.a. der Kalenderreform Caesars an die Seite zu stellen wären: erstens eine Bibliothek von handschriftlichen und gedruckten Schriften aller Zeiten und Völker sowie zweitens einen großen, gepflegten Garten, in dem sämtliche durch die Sonne hervorgebrachten und durch den Menschen gezüchteten Pflanzen gedeihen. Hierzu gehört ein um den Garten gebauter Zoo mit fremden und seltenen Tieren der Luft, der Erde und des Wassers. An vierter Stelle nennt Bacon ein »chemisches Labor, so sehr mit Mühlen, Instrumenten, Öfen und Kesseln ausgestattet, wie ein Palast sein mag, der zum Stein der Weisen befähigt wäre«[123].

Dieses Labor ist als Annex zu der an dritter Stelle genannten Kunstkammer zu verstehen: »Ein beträchtlich großes Kabinett, in dem geordnet und aufgenommen sein soll, was immer die Hand des Menschen durch vorzügliche Kunst oder Mechanik (engine) nach Stoff, Form oder Bewegung seltenes gemacht, was immer die Einzigartigkeit, der Zufall und das Vermischen der Dinge bewirkt und was immer die Natur in Dingen produziert hat, die Leben wollen und gehalten sein mögen«. Die durch menschliche Fertigkeiten hervorgebrachten Gegenstände stellen als Werke der mechanischen Künste kein Problem. Rätselhaft aber erscheint nicht nur die Bestimmung der Naturobjekte, die durch »Einzigartigkeit« und »Zufall« entstanden sind, sondern auch von jenen »Dingen«, die nach »Leben« und Dauer verlangen. Eine Klärung ist um so lohnender, als die fraglichen Begriffe in den Kern von Bacons Verständnis von Natur, Kunst und Kunstkammer führen.

Ruhende, irrende und bedrängte Natur

Im »Advancement of Learning« von 1605 teilt Bacon die »history of Nature« in die normal gebildete und ablaufende Natur (»history of course«), in die fehlgehende und sich variierende Natur (»history of erring or varying«) sowie die veränderte und verarbeitete Natur (»history of nature altered or wrought«) ein. Die erste besteht in einer Beschreibung der durch die Schöpfung vorgegebenen Arten, die zweite in den Abweichungen und die dritte in den Produkten der kunsttechnologischen Bearbeitung von Naturstoff: »history of Creatures, history of Marvels, and history of Arts«[124]. Die erste Klasse umgreift alle »creatures«, das heißt sämtliche Gattungen und Objekte der Naturreiche des Mineralischen, Vegetabilen und Animalischen. Sie besitzt als immer neue Wiederholung der von Gott gegebenen Schöpfung keine Evolutionsgeschichte.

Auch die zweite Klasse bedeutet keinen Bruch mit der statischen Sicht der Natur. Zu ihr gehören Zufallsbilder wie jene Naturkunstwerke, die Aldrovandi in sein »Musaeum Metallicum« aufgenommen hat (Abb. 4, 20). Bacon mag auch an Fälle wie den des hochgeschätzten Haarmenschen Pedro Gonzales, dessen Bildnis in die Kunstkammer von Ambras kam[125] oder auch an dessen Sohn Arrigo, der ein Jahr, bevor Bacon seine Vision einer Kunstkammer entwickelt hatte, an den römischen Hof des Kardinals Odorado Farnese geschickt worden war und dort später von Agostino Carracci portraitiert wurde[126], gedacht haben; beide spielten eine wichtige Rolle in Aldrovandis »Monstrorum historia«[127]. Derartige »Naturverirrungen oder fremdartige und monströse Objekte«, wie Bacon sie im »Novum Organum« von 1620 nennt, bestätigen die Gültigkeit der gesetzten Ordnung des Sechstagewerkes, insofern die Abirrung nur im Widerspruch zur Regel zu erkennen ist, wie sich im Gegenzug die Regel im Licht der Abweichungen klarer bestimmen läßt[128]. Dennoch aber verkörpern diese Sonderfälle einen Entwicklungswunsch. Obzwar sie keine Arten bilden, bezeugen sie das Suchen der Natur nach Entwicklung ihrer selbst, und auch wenn sie monströs bleiben, belegen sie mit dem Zusammenspiel von Zeit und Zufall die Bedingung aller Evolution.

Die menschliche ars, die als dritte Klasse der Naturgeschichte nicht als bildende Kunst im modernen Verständnis, sondern als Technik und Kunsttechnologie im Sinne der umfassenden techne zu verstehen ist, vermag den metamorphotischen Drang der Natur zu nutzen. Im »Novum Organum« führt Bacon aus, daß der Wechsel von der zweiten zur dritten Klasse, also von den »miracles« zu den Zeugnissen menschlicher Kunst, nicht etwa als qualitativer Sprung, sondern als fließender Übergang geschieht: »Wenn einmal die Natur in ihren Verwandlungen begriffen ist, so wird es leicht, sie künstlich dahin zu bringen, wohin sie sich einmal zufällig verirrte; ja man wird dieses weiter treiben können, indem eine Abweichung den Weg zu vielen bahnt«[129]. Da die Abirrungen der zweiten Klasse der Naturgeschichte ziellos in tausendfältige Formen transmutieren, müssen ihnen durch die Kunst Zwänge auferlegt werden[130]. Hier wird deutlich, was Bacon in seiner Kunstkammervision von 1596 unter jenen Kunstprodukten verstand, die »gehalten« sein mögen und nach »Leben« verlangen: »Wie sich der Charakter eines Mannes erst wirklich zeigt, wenn er Widerstand erfährt, oder wie Proteus seine Gestalt andauernd veränderte, bis er begrenzt und festgehalten wurde, so können sich die Wege und die Variationen der Natur im Zustand der Freiheit nirgends so vollständig offenbaren wie durch die Proben und Bedrängungen der Kunst«[131].

Wenn Bacon daher die menschliche ars in die Naturgeschichte einreiht, so nicht, um die Natur ihr Ziel finden zu lassen, sondern um über die Kunstfertigkeit das Wesen der Natur zu erkennen. Da sich aber »die Kunstgebilde von den Naturstoffen weder nach Form noch Wesen, sondern allein nach der Art ihrer Herstellung unterscheiden«[132], ist die »historia artium« von der Naturgeschichte nicht nur nicht zu trennen, sondern als deren Krone aufzufassen: »Bewußt haben wir die Geschichte der Künste als Zierde der Naturgeschichte festgesetzt«[133].

Der entscheidende Schritt liegt in der Annäherung von Monstren und Menschenwerk. Das Ziel seines Bestrebens (Finis huiusmodi operis) sieht Bacon in zwei Strategien: wie er hofft, durch neue Exempla auch neue Grundlagen für die Wissenschaften zu legen, so setzt er auf seine Überzeugung, »daß der Übergang von den Wundern der Natur zu denen der Kunst leicht und unbehindert sei. Denn bei diesem Vorgang ist nicht mehr zu tun, als der Spur der Natur genau zu folgen, sowie sie selbst aus eigenem Antrieb abirrt; damit Du sie später auf dieselbe Art, wie es Dir gefallen haben wird, sie an jedweden Ort führen und drängen können mögest«[134]. Die Abirrungen der Natur erscheinen hier als mißlungene Experimente, als »errors«. Durch die Kunst können sie neuen »trials« zugeführt werden. Die ars verhilft den monströs mißlungenen Selbstexperimenten der Natur zu einem formvollendeten Gelingen. Nur deshalb fand die Natur bislang keine Zielrichtung, weil sie wie Proteus in zu viele Seiten zu unbestimmt metamorphierte; nun aber kann sie, durch die Kunstfertigkeit gebremst und gelenkt, im Sinne einer Weiterentwicklung ihrer selbst produktiv werden.

Schöpfung als Spiel

Für die Etablierung einer Entwicklungsgeschichte der Natur war die zweite Klasse der Naturgeschichte von entscheidender Bedeutung. In ihrer unausschöpflichen Wandelbarkeit zehrte die Natur hier auf verquere Weise von jenem spielerischen Impuls, dem sie selbst ihre Entstehung verdankte. Denn die Schöpfung war nicht nur als Produkt des Gottmechanikers, sondern auch als Werk jenes demiurgischen Spielers aufzufassen, den die göttliche Weisheit in den Sprüchen Salomos gefeiert hatte: Als Gott Himmel und Erde schuf, »da war ich der Liebling an seiner Seite / war Tag für Tag das Ergötzen, / indem ich die ganze Zeit vor ihm spielte. Da spielte ich auf dem weiten Rund seiner Erde / und hatte mein Ergötzen mit den Menschenkindern«[135]. Möglicherweise liegt hier ein doppeltes Mißverständnis vor: wie das hebräische »mesahäqät« eher »scherzen« oder »lachen« bedeutet, so sollte auch das »ludens« der Vulgata ursprünglich vermutlich eher den Sinn der Freude als des Spieles haben: »Ludentem, dicit gaudentem«[136]. Seit der Renaissance aber dominierte die Auslegung des »ludens« als »spielend«. Hierzu mag beigetragen haben, daß Platon die Menschen als »Drahtpuppen« bezeichnet hatte, die erkennen müßten, daß sie »zu einem Spielzeug Gottes geschaffen« wären[137]. So war noch für den jesuitischen Physiker Kaspar Schott klar, daß »Gott der Natur Urheber selbstn auff seinem Erdboden spilet«[138].

Daß ein Rest dieser schöpferischen Spielfreude in den Abirrungen und »Wundern« der Natur zu erfahren war, hatte die »naturalis historia« des Plinius kanonisch formuliert. Für Plinius waren diese Sonderformen Beweise des Triebes der Natur, sich selbst »zum Spiel« in allen Naturreichen Phantasiegebilde zu kreieren[139]. Leone Battista Alberti und andere Theoretiker des fünfzehnten Jahrhunderts entwickelten hieraus die Annahme, daß in den frei sich bildenden Zufallsbildern der Natur die Potenz aller Kunstformen läge[140]. Zur selben Zeit machte Nikolaus von Kues (1401–1464) diese Vorstellung zum Modell der menschlichen Erkenntnis schlechthin. In einer Wiederaufnahme des freien, seiner Grenzen und Möglichkeiten bewußten, nie zum Zentrum gelangenden, aber immer wieder auf der Suche befindlichen Spiel, in dem Platon die höchste Denkform gesehen hatte[141], präzisierte Kues in der Einleitung seines »De ludo globi« (Vom Globusspiel), »daß kein anständiges Spiel ganz ohne Lehrgehalt ist. Und diese vergnügliche Übung mit dem Globus stellt uns, meine ich, eine nicht geringe Philosophie dar«[142]. Das Spiel findet als Wurf mit Kugeln statt, die partiell ausgehöhlt sind, um mit ihren aus der Mitte gerückten Schwerpunkten trudelnde und unerwartete Bewegungen zu vollziehen. Kues gelingt es damit, das demiurgische Motiv des drechselnden Gottes mit dem Spielcharakter der Schöpfung zu verbinden[143].

Dasselbe Prinzip gilt auch für Bacon. Wenn er als der frühe Ideologe einer mechanistisch »kalten«, auf das reine Nutzdenken gerichteten Ausbeutung der Natur gedeutet worden ist, so wird die fundamentale Bedeutung des »ludicrum« für seine Auffassung von der menschlichen Kunst- und Erkenntnisfähigkeit verkannt[144]. Nicht nur, daß er die Abirrungen der Natur in »Advancement of Learning« als Produkte von »time and chance« charakterisiert; auch die menschlichen Spielwerke sind ihm, wie er im »Novum Organum« ausführt, von hohem Wert: »Unter den Fähigkeiten des Geistes und der Hand des Menschen sind auch die Gaukeleien und Spaßwerke ganz und gar nicht gering zu schätzen. Denn manche von ihnen können, wenn sie auch zum leichten und spielerischen Gebrauch bestimmt sein mögen, dennoch von hohem Informationswert sein«[145].

Bacons Argumentation steht zumindest nach ihrer Begrifflichkeit im Einklang mit Werken wie dem in London ca. 1617/18 verfaßten »Lusus serius« des Rosenkreuzers Michael Maier[146] sowie den »ernsthaften Scherzen« der natürlichen Kompositgemälde von Giuseppe Arcimboldo[147]. Seine erkenntnistheoretische Wertschätzung der monströsen »Abirrungen« mag auch dadurch geschürt worden sein, daß sie der französische Arzt Ambroise Paré in »Des monstres et prodiges« (1573) als ein Spiel der Natur bezeichnet hatte (»s'y est jouee«), das ihre Größe ausweisen sollte[148]. Einen maßgeblichen Erkenntniswert liefert für Bacon schließlich auch jene spielerische Verarbeitung des Naturstoffes, die das Formprinzip der natürlichen Metamorphosen weiterführt: »Daher sind alle Erfindungen, die (bei genauer Betrachtung) höher eingeschätzt werden können, keinesfalls durch kleinteilige Tüfteleien oder ausgreifende Strategien ans Licht gekommen, sondern gänzlich durch den Zufall«[149].

Der Gedanke einer frei spielenden Natur, die der menschliche Geist spielerisch nachzuahmen hat, die er aber auch festhalten und bedrängen muß, um in der Wahllosigkeit des Zufalls das Wesen zu begreifen, verlangte geradezu nach einem Gefäß, das diese Bändigungsmittel der Naturphantasie in größerem Maßstab auf möglichst vollständige Weise zusammenstellte. Wie stark auch und gerade die Kunstkammer als ein Ort erachtet wurde, an dem die Spielerin Natur zu verfolgen war, an dem ihr aber auch Grenzen gezogen und Richtungen gewiesen wurden, verdeutlicht die im Jahre 1619 in Straßburg publizierte Inselutopie »Christianopolis« Andreaes, die Bacon gekannt und die er als Vorbild seines »Neu-Atlantis« genutzt hat.

Auch dieser Utopie liegt die Erkenntnisform der Kunstkammer zugrunde. Christianopolis bietet die Beschreibung einer Stadt, deren Gebäude ein vollendetes System der Natur- und Geisteswissenschaften unter empirischen, alchemistischen und mechanischen Vorzeichen mit zahlreichen Laboratorien und Demonstrationsräumen bergen, die eine idealtypische Kunstkammer abgeben und die im selben Zug auf die Akademien des 17. Jahrhunderts vorausweisen[150]. Das Spiel ist ihr als vielleicht bedeutendste Instanz der schöpferischen Phantasie inkorporiert. Schon seine »Chymische Hochzeit« hatte Andreae als »ludibrium« bezeichnet, und auch sein »Christianopolis« nennt er in der Vorrede ein »ludicrum«[151]. Das »Spiel« bestimmt auch zentrale Instanzen dieser Forschungs- und Lerngesellschaft. Im »Schauhaus der Natur«, in dem die gesamte Schöpfung in all ihren Arten und Erscheinungen an die Wände gemalt ist, lernen »sogar Knaben gewissermaßen spielend«[152]. Der Bedeutung der Malerei gemäß, deren Ausübung »jagdscharfe Augen« macht, gibt es eine eigene Kunstakademie, in der sich nicht nur Werkräume befinden, sondern auch die Bilder und Statuen berühmter Männer sowie Studienmaterial für eine Fülle von Tätigkeiten: »Teile oder vielmehr Genossen der Malerei sind Architektur, Perspektive, die Kunst, Lager zu bauen und zu befestigen, und das technische Zeichen für Maschinen und Statik. Alles, womit sich die Geisteskräfte spielerisch beschäftigen oder was sonst wissenschaftlicher Kunstfertigkeit sehr ähnlich sieht, kann sämtlich an diesem Ort besichtigt werden und liegt hier zu Studienzwecken bereit«[153]. Nicht weniger entschieden heißt es in bezug auf eines der zentralen Laboratorien: »Hier werden zu Nutzen und Gesundheit des Menschengeschlechts die Eigenschaften von Metallen, Mineralien, Pflanzen und Tieren untersucht, gereinigt, vermehrt und vereinigt. Hier wird der Himmel mit der Erde vermählt und die göttlichen, der Erde aufgeprägten Geheimnisse wiedergefunden; hier lernt man das Feuer beherrschen, die Luft nutzen, das Wasser schätzen und die Erde untersuchen. Hier hat der Affe der Natur etwas, womit er spielen kann, da er ihre Prinzipien nachahmt und mit Hilfe ihrer Merkmale eine neue, kleine und höchst künstliche bildet«[154].

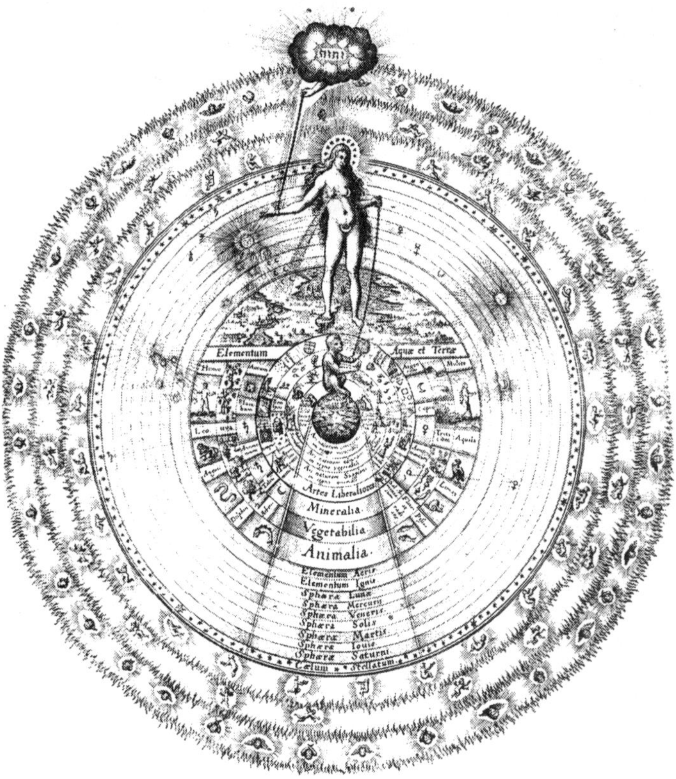

Abb. 30: Bild der gesamten Natur und Spiegel der Kunst, Radierung von Matthäus Merian, Illustration in: Robert Fludd, Utriusque cosmi (...) historia, 1617

Andreaes Anspielung auf jenen Symbolaffen, der den Menschen imitiert, wie die menschliche Kunstfertigkeit die Natur nachahmt, geht vermutlich auf die prachtvolle, im Jahre 1617 in Oppenheim erschienene Geschichte des Makro- und Mikrokosmos des englischen Rosenkreuzers Robert Fludd zurück, die im Frontispiz Matthäus Merians unter dem Titel »Spiegel der gesamten Natur und Bild der Kunst« einen auf der Erdkugel sitzenden Affen zeigt, der mit seiner Linken an die bis in das Empyreum aufsteigende Personifikation der ihrerseits an die Hand Gottes gebundenen natura gekettet ist, zugleich aber eine eigene, kleine, von ihm selbst geschaffene Kugel in der Linken hält, an der er mit dem Gestus des »deus geometer« Maß nimmt (Abb. 30)[155]. Noch Kaspar Schott spielt auf diese Gestalt an, wenn er seine kunsttechnologischen Schöpfungen als Produkte des Affen der Natur ausgibt: »Dannenhero hat die Kunst, der Natur Aff, so viel Wege ersonnen, so vielerley, lustige, wunderseltsamme Schauspiell zu zeigen«[156].

Diese Wertschätzung des Spielerischen enstprach den teils bewußt funktionsuntüchtigen oder im vordergründigen Sinn nutzlosen Entwürfen der zeitgenössischen Maschinenbücher. In der Vorrede zu Bessons Maschinenbuch von 1578 ist von »vtilitas & delectatio« die Rede[157], und in seiner Widmung an den König von Frankreich bezeichnet de Caus seine »Gewaltsamen Bewegungen« entsprechend als Ansammlung von »zum theil nutzlichen / zum theil lustigen Maschinen«[158]. Nutzen einerseits, Spiel *und* Nutzen andererseits bezeichnen zugleich soziale Abgrenzungen. Noch im Jahre 1684 begründete Kircher seine in deutsch erschienene »Neue Hall- und Thonkunst« damit, daß »der gelehrten Welt und Kunsterfahrenen / Wissenschaftbegierigen Gemüthern einiger Nutzen; Fürsten und Herren aber einig Lust / nutzlicher und tauglicher Gebrauch verschaffet« werden soll[159].

Der Anspruch des Spielerisch-Zweckfreien half, die Balance zwischen Anwendung und Grundlagenforschung, Lust und Effekt, Freiheit und Zweckgebundenheit zu halten und die Naturgeschichte nicht etwa im Telos des puren Nutzens aufgehen zu lassen. Für Andreae verbot der künstlerische Charakter des göttlichen Verstandes und dessen Nachahmung geradezu, in »Christianopolis« nur vordergründig nützliche Forschungen zu betreiben: »Doch betreiben sie diese Dinge nicht aus Notwendigkeit, sondern der Absicht, einen künstlerischen Wettstreit im Gange zu halten, (...) damit die Vernunft, oder vielmehr der in uns verbliebene göttliche Funke, die Möglichkeit bekomme, in jedem uns verfügbaren Material herrlich hervorzuleuchten«[160].

Wenn im spielerischen Vergnügen an der Artifizialität, die nicht primär dem Nutzen gehorcht, eine gottähnliche Seite angesprochen war, erhielt der Sammeltrieb, eine eigene Welt im kleinen zu bilden, den Charakter, göttliches Spiel zu imitieren. Der Demiurg mußte, um absoluter Gott sein zu können, etwas Zweckfrei-Spielerisches geschaffen haben, denn falls er einen Zweck verfolgt hätte, wäre er als ausführender Agent einer über ihm stehenden Instanz aufgetreten. Die Ebenbildlichkeit des Menschen war daher erst vollkommen, wenn sie zur höchsten Kategorie des Spiels vorgedrungen war. Nach dem Bild des »deus ludens« bewahrte der Sammler denn auch im Nachvollzug der Schöpfung das Wechselverhältnis von Nutzanwendung und Zweckfreiheit, um »spielend« Erkenntnis zu gewinnen. Wie der Erdball als »Kunstkammer Gottes« begriffen war[161], so schuf der Sammler, wie der Mediziner Pierre Borel seine eigene, bedeutende Kunstkammer beschrieb, »eine Welt im Haus, ja im Museum, das ist ein Mikrokosmos und ein Kompendium aller außerordentlichen Sachen«[162].

Die scheinbare Unordnung der Sammlungsbestände enthüllt in diesem Rahmen ihren philosophischen Sinn. Die Sammlung des Museo Cospiano zu Bologna, die mit ihrem Titel den Viererschritt der historischen Kette begrifflich unterstützt hatte (Abb. 22), könnte erwarten lassen, daß das Arrangement ihrer Objekte dieses Schema umgesetzt hätte. Dem knappen Text gemäß sind in den Schaukästen denn auch Objekte aus allen Reichen der Natur, antike

Kleinskulpturen neben zeitgenössischen Statuetten sowie Waffen und Werkzeuge versammelt. Umso überraschender ist, daß sie durch kein erkennbares Ordnungsgefüge voneinander getrennt sind. Wenn Korallen, die alle drei Naturreiche vereinigen, mit antiken Ölgefäßen und Statuetten, Münzen, Präparaten und Geräten vermischt werden, sind zwar Beispiele aus der Natur, der antiken Skulptur, der nachantiken Kunstfertigkeit und der Geräte gewählt, aber sie werden nicht voneinander geschieden, sondern einander zugesellt. Offenbar sind sie zusammengebracht, um die Grenzen zu überspielen und um, wie der Kunstkammertheoretiker Major in bezug auf die Artificialia seiner eigenen Sammlung wenig später ausführte, »in zerstreueter / vorsetzlicher Unordnung« wirken zu können[163]. Das Arrangement der Genera dient nicht zur Trennung der verschiedenen Bereiche, sondern es baut visuelle Brücken, um der Spielfähigkeit der Natur das Assoziationsvermögen der Augen zur Seite zu stellen. Im Inventar ist folglich mehrfach von den »Scherzen« der Natur die Rede[164], und dasselbe gilt für das Inventar des Museum Wormianum, in dem es programmatisch heißt, daß »die Natur in all ihren äußeren Erscheinungen der Naturdinge gespielt« habe[165]. Die größte Kunstkammer des 17. Jahrhunderts, das »Kircherianum«, wurde ebenfalls als ein Ort betrachtet, an dem die Spielerin Natur zu besichtigen sei[166]. Wenn Bacon in seiner Kunstkammervision von 1596 an durch Zufall (»chance«) entstandene Naturobjekte dachte, die »Leben wollen und gehalten sein mögen«, so hatte er dieses freie Spiel der Natur, aber auch die Zwangsmittel der Kunst im Auge, den unendlichen Metamorphosen eine Richtung zu geben.

Bacons Idee, Naturgeschichte in menschlicher Kunst gipfeln zu lassen, versucht, die Variationsfähigkeit der Natur vollständig zu erkunden und dadurch zum Zentrum der »Natura naturans« sowie zur »Quelle der Emanation« aller Naturkörper vorzustoßen[167]. Dies wird zumeist als Wunsch verstanden, die bislang unausgeschöpften Möglichkeiten der Physica sparsa, also der Physik der Vielfalt, auszuloten, *ohne* damit die im Rahmen der Schöpfung von Beginn an vorgesehenen Möglichkeiten zu übertreffen und die Naturgeschichte in eine historische Entwicklung zu zwingen. Die Wirkung der Kunstkammer bekräftigt jedoch Interpretationen, die in Bacons Suche nach der Natura naturans nicht etwa ein Spiel mit dem Gegebenen, sondern einen Ausbruch in eine neue Schöpfung und damit in die Geschichtlichkeit der Natur sehen[168]. Die Kollision zwischen der einmal geschaffenen, statischen Natur und der geschichtlichen Veredelung der Naturstoffe macht den klassischen Konflikt zwischen natura und ars zur Reibefläche von Stillstand und Entwicklung. Die Geschichte der künstlerischen und mechanischen Fertigkeiten löst die beschreibend-verharrende Naturgeschichte von innen her auf, indem sie das Wesen der Wandelbarkeit der Natur enthüllt und »die Bewegungen der Lebewesen in Nachbildungen nach[ahmt], wie etwa in künstlichen Menschen, Vierfüßlern, Vögeln, Fischen und Schlangen«[169].

Derartige Gebilde waren vordergründig nutzlos, insofern sie als Spielzeug fungierten, aber gerade in der Zweckfreiheit ihrer Selbstbewegung betonten sie den demiurgischen Charakter ihrer Herstellung. Ein möglicherweise ursprünglich im Besitz Karls V. befindlicher Automat des Deutschen Museums in München vermag zu verdeutlichen, warum Androiden für Bacon einen so hohen Stellenwert besaßen und warum selbstbewegte Maschinen in Kunstkammern so intensiv gesammelt wurden (Abb. 31). Wer ihn jemals in Bewegung gesehen hat, war von der Magie seiner Erscheinung berückt. Der Automat umschreitet mehrfach eine viereckige Fläche, wobei seine Fußbewegungen ein kräftiges, klapperndes Geräusch machen. In einer unerhört komplizierten, simultan abgestimmten Programmierung vollziehen die Hände Drehbewegungen, als würden sie einen Rosenkranz beten, während sich der Kopf in verschiedenen Stufen nach vorn und zur Seite zu bewegen vermag, der Mund sich zu Beginn und Ende der verschiedenen Phasen öffnet und selbst die Augen unablässig hin- und herwandern[170]. Derartige Automaten sind Produkte einer Entwicklung, und da zwischen den Kunstobjekten und den Bestandteilen der Natur kein kategorialer Unterschied besteht, wird die Natur als historisch wandelbare Größe denkbar.

Da aber der Entwicklungswunsch der Natur in Analogie zur Revolution des Wissens zu sehen ist, die sich nicht etwa linear, sondern retroaktiv und nicht etwa in operativer Gewißheit, sondern als gewollt fragmentarische Methode vollzieht, die um die Bedeutung des Zufalls weiß, bedeutet er noch keine zielgerichtete Evolution darwinscher Prägung; eher ist an eine Zwischenstufe zwischen der christlich-aristotelischen Statik der Gattungen und jener Vergeschichtlichung der Natur zu denken, die auf Darwins Evolutionstheorie zuläuft[171]. In der Vorbereitung einer Geschichte der Natur liegt dennoch der vielleicht bedeutendste Beitrag der Kunstkammer zum »Advancement of Learning«. Die Pracht ihrer Gegenstände vom Naturobjekt bis zu den höchsten Stufen der Veredelung machen die Reiche der Natur zum Medium einer künstlerischen Tätigkeit, die das Wesen der Natur als Entwicklung begreift. Das über Aldrovandis »Metallotheca«, Mercatis »Musaeum Metallicum«, die Sammlerbildnisse des Earl of Arundel und das Staatsportrait Mazarins entwickelte, von der Naturgeschichte ausgehende Kontinuum, dessen Bewegung sich im Kunstwerk und in der Maschine erfüllt, findet im spielerischen Zufall eine impulsive Antriebskraft. Die Natursimulation des Stil »rystique«, das Drehmoment der Skulpturen und die Selbstbewegung der Automaten haben neben ihrer naturphilosophischen Bedeutung daher geradezu Aufforderungscharakter. In einer der eindrucksvollsten Wendungen des »Novum Organum« warnt Bacon denn auch vor dem selbstverliebten Stillstand. Kunstwerke, die leichter zu durchschauen seien als die Wunder der Natur, könnten zu einer vorschnellen Zufriedenheit führen: »Es besteht nämlich die Gefahr, daß sich der Geist angesichts von Kunstwerken, die als wirklicher Gipfel und Höhepunkt der menschlichen Tätigkeit angesehen werden, betäubt, verschnürt und gleichsam verzau-

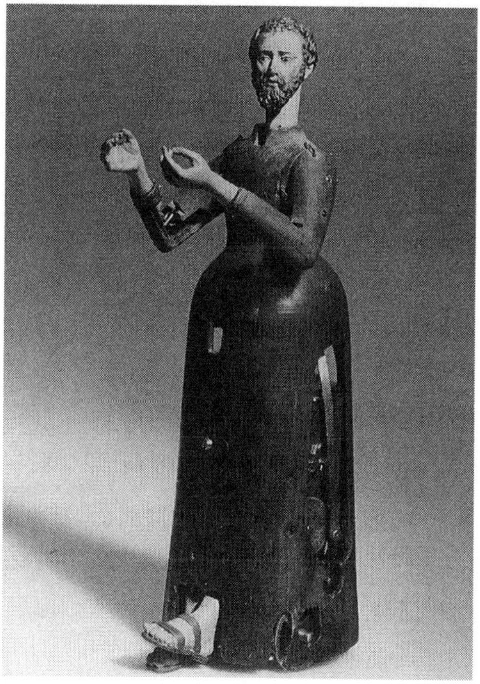

Abb. 31: Automatenfigur, ca. 1560, München, Deutsches Museum

bert aufgibt«[172]. Dasselbe Monitum hätte Bacon jener Natur in den Mund legen können, die im Blick der traditionellen Naturhistoriker statisch verharren muß, weil sie als Produkt einer in sich bereits vollendeten Schöpfung an sich selbst genug hat und damit nur die zyklische Wiederholung der Arten, nicht aber den Ausbruch aus dieser Art Geschichtslosigkeit kennt.

Bacons Ahnung einer Verzeitlichung der Natur hatte zur Bedingung, daß zwischen Natur- und Kunstform kein wesentlicher Gegensatz bestand. Wie in der Naturgeschichte, so ist auch in ihrem visuellen Anregungsmittel, der Kunstkammer, nicht grundsätzlich zwischen Natur- und Menschenwerk zu unterscheiden. Die Sammlung wird zu einem gigantischen Gefäß einer Natur, die den Menschen und sein Werk nicht als Sonderfall, sondern als Bestandteil eines größeren Ganzen begreift. Die visuelle Patenschaft dieser Erkenntnis lag in der seit mehreren Generationen betriebenen Schulung des historisierenden Auges, das die Kette der Sammlungsbereiche **Natur – antike Skulptur – Kunstwerk – Maschine** evoziert hatte. Bei Bacon sind Natur und Mechanik integraler Teil der Naturgeschichte. Im Sinne der Verehrung einer »prisca theologia« ist Bacon trotz allen Glaubens an die zukünftige Technik und Naturwissenschaft von der Weisheit der griechischen Mythen erfüllt[173], und wenn ihm angesichts einer neuen Lieferung von antiken Statuen für die Sammlung des Earl of Arundel (Abb. 10) der Ausruf »die Auferstehung!« entfuhr, mag dies auch dadurch motiviert gewesen sein, hier den frühesten Zeugnissen einer Überführung von Naturverirrung in Geschichte, also der Bändigung und Formung des gärenden Evolutionswillens der Natur zu begegnen[174].

Bacons Historisierungsschub blieb schon aus dem Grund nicht isoliert, daß seine Anregungsquelle, die Kunstkammer, alle Reiche der Natur wie auch der Kunsttechnologie umspannte, womit nicht nur die Erdgeschichte, sondern auch die Arten und die menschliche Kunstfertigkeit in das Blickfeld historischer Veränderung gerückt wurden. Wenn Bacon die bildende Kunst der »historia civilis« auf politische und natürliche Bedingungen zurückführt, um die Entwicklungsgeschichte der Künste zu ergründen, so formuliert er ein methodisches Credo, das erst wieder durch Johann Joachim Winckelmann eingeholt werden wird[175].

Kontinuierlicher war die Wirkung auf eine Reihe von Erd- und Fossilienforschern. Wie bei Bacon schlichen sich bei ihnen bei allen anderslautenden Beteuerungen der Gültigkeit des mosaischen Sechstagwerkes immer dann entwicklungsgeschichtliche Gedanken ein, wenn sie von der menschlichen Kunsttechnologie auf die Natur zurückzuschließen suchten. Dies gilt zunächst für den Dänen Niels Steno, der sich in seinem Studium unter anderem mit Bacons Schriften befaßte und der systematisch die Kunstkammern Dänemarks, Deutschlands, Frankreichs und Italiens besuchte und dort auch das Inventarmanuskript zu Mercatis »Metallotheca« (Abb. 7) studieren konnte. Er legte seinerseits eine Sammlung an, die er im Jahre 1675 in die des toskanischen Großherzogs Cosimo III. de' Medici überführte, zumal er diese zu inventarisieren hatte. Seine eigenen Gegenstände stellen das Archiv seiner Wanderungen durch die Toskana dar, als deren wissenschaftliches Ergebnis er im Jahre 1669 seinen »Vorläufer einer Dissertation über feste Körper, die innerhalb anderer fester Körper von der Natur eingeschlossen sind« vorlegen konnte, in dem er, radikaler als Bacon, die Erde nicht etwa als einen potentiell evolutionswilligen Körper liest, sondern als ein Gebilde, das eine lange Entwicklungsgeschichte bereits hinter sich hat[176].

Wenig später entwickelte der englische Naturforscher Robert Hooke, der Steno persönlich kennengelernt hatte und der ebenfalls ein Kenner der Schriften Bacons war, anhand von Fossilien die Vorstellung, daß es sehr schwer sei, »diese zu lesen und aus ihnen eine Chronologie zu ziehen (...), aber es ist nicht unmöglich«[177]. Auf bestechende Weise bestätigte er die Zusammengehörigkeit der ersten beiden Glieder der Kette **Naturform – antike Form – Kunstwerk – Maschine**, indem er die fossilen Versteinerungen mit den antiken Monumenten verglich, um beide als scharf voneinander zu unterscheidende, gleichwohl aber zusammenhängende Teile einer Geschichte zu begreifen, die von den Naturformen zu den ältesten Zeugnissen der Antike reicht: »Diese Muscheln und andere Körper sind die Medaillen, Urnen oder Monumente der

Natur«. Der Forscher hat Hooke zufolge zu erkunden, wann sie in ihre natürlichen Speicher (repositories) gelagert wurden. Es handelt sich »um die größten und dauerhaftesten Monumente des Altertums (antiquity), die aller Wahrscheinlichkeit nach die ältesten Monumente der Welt, selbst sogar die Pyramiden, Obelisken, Mumien, Hieroglyphen und Münzen an Alter weit übertreffen und die mehr Informationen für die Naturgeschichte zu geben vermögen als sämtliche andere dies für die bürgerliche Geschichte es [tun] werden«[178]. Die Erde selbst war damit nochmals als ein der Kunstkammer vergleichbares, gigantisches Gefäß begriffen, das auch als historisches Archiv zu lesen war.

Etwa zur selben Zeit hat Thomas Burnet in seiner aufsehenerregenden »Theoria Sacra Telluris« nochmals vom Fortschritt der Künste auf die Geschichtlichkeit der Erde geschlossen. Einige, so Burnet, meinen mit Aristoteles, »es seye dasselbe ewig und ohne Anfang; nicht allein der Materie halben / sondern auch was seine Form / Gebäude / Geräthschaften und Zierath betrifft / immer gewesen; nemlich / es seyn von Ewigkeit Menschen über der Erde gewesen / Thiere / Bäume und Kräuter / Mineralien / Meer / Berge / Insuln / Feuer / Lufft / und andere vollkommene und abgesonderte Dinge; Und wären solche nicht aus ihren Anfängen und Grundstücken vor diesem erst herfür gekommen«. In einer Art Vorwärtsverteidigung gegenüber Verfechtern der mosaischen Schöpfungslehre fährt Burnet fort, daß keine Auffassung mehr als diese »dem christlichen Glauben zuwider« sei. Zudem aber sei sie keinesfalls mit der »natürlichen Vernunfft« in Einklang zu bringen. Sie sei ebenso unsinnig wie die Annahme, »daß auch die Häuser / Tempel / Altäre / und Palläste mit allem ihrem Zugehör von Ewigkeit her seyen. Es ist doch fürwahr dieses dem menschlichen Gemüthe eingepflanzet / daß sie sich in der Dingen Urstand und Zusammensetzung eine Ordnung / und die einfältige Dinge für die erste / und was aus denselben zusam̄en gesetzt bestehet / als erst darauff entsprungen / einbilde. So gibts einem die Natur selbst ein / daß ein vielformiger Zusammenfug oder eine durch Mannichfaltigkeit der Theile / und durch Zusammen-Ordnung vervielfältigte Sache nicht einig seye / noch allezeit und nothwendig unter selbiger Form gewesen (...). Uber dieses hat auch die äusserliche Gestalt und Zubereitung der Natur / wie sie sich heutigs Tags ansehen läßt / viel Merkzeichen einer Neuigkeit / der so bürgerlich – als natürlichen Ordnung der Sachen / welche hin und wieder von den Autoren pflegen bemerket zu werden«[179]. Wie für Bacon ist auch für Burnet die Geschichte der Kunsttechnologie und der Künste der Garant und das Modell einer Geschichte der Erde.

Dennoch hat es immer wieder Stimmen gegeben, Steno und Burnet als Zeugen einer im zyklischen Denken verharrenden Naturphilosophie aufzurufen. Diese eher konservative Einschätzung ist zumindest darin zu bestärken, daß der durch die Kunstkammern und durch Bacons Naturgeschichte angeregte Impuls zur Vergeschichtlichung der Natur keinen unmittelbaren Vorläufer des Evolutionismus des 19. Jahrhunderts darstellt. Andererseits aber geht die jüngst formulierte These, daß Steno und Burnet den »Zeitpfeil« immer wieder im »Zeitkreis« enden lassen, so daß sie als schroffe Antipoden zum Darwinschen Konzept einer kontingenten Geschichte anzusehen seien[180], am Grundproblem vorbei. Von Bacon bis Burnet liegen eindrucksvolle Äußerungen vor, die in die Nähe eines evolutionären Denkens gelangen. Eine Gegenstellung zu Darwin ist daher nicht nur zu grob gezeichnet, sie geht auch am Kern des Konfliktes vorbei. Das Problem liegt nicht darin, daß der »Zeitpfeil« immer wieder in das Kreisdenken abgebogen wird, sondern daß seine Schußrichtung kein klares Ziel besitzt und daß er vor allem nur partielle Sektoren der Naturphilosophie durcheilt.

Dies bedeutet eine winzige, für die Beurteilung aber fundamental wichtige Verschiebung der Fragestellung. Sie findet ihre Antwort im Mißverhältnis der Erkenntnisfähigkeit von Bild und Wort, Auge und Handschrift. Die Bilder laufen der Sprache und jenen Denkzonen, die sich sprachlich vermitteln, in der Regel voraus. Der Konflikt zwischen einer statischen und einer evolutionären Sicht der Natur ist daher zugleich der Widerstreit zwischen dem schockierend Unbekannten der visuellen Autopsie und dem Mut, diesen Eindruck in den Kontrollraum der Sprache und der Begriffe einzulassen. Bacon, Steno und Burnet sind darin modern, daß sie den Objekten der Sammlungen und der Kunsttheorie innerlich eher trauen als der theologischen und der naturgeschichtlichen Überlieferung und daß sie diese in Teilbereichen auch zu formulieren verstehen; in ihrem Gesamtrahmen aber bleiben sie in jenem theologischen und naturgeschichtlichen Horizont, der sprachlich fixiert war. Die Denkkraft der Bilder zwang sie in eine Zwischenstellung zwischen den esoterischen Bildern und der exoterischen Sprache.

Nutzen

Das 18. Jahrhundert veränderte die Ausgangslage. Im selben Zug, in dem die zwischen den Naturobjekten und den Maschinen gebildete, historische Kette der Kunstkammern in ihre Glieder zerfiel, wurde das Spielmodell auf andere Felder wie die Wahrscheinlichkeitsrechnung oder Immanuel Kants Begriff der Phantasie übertragen; allein in Friedrich Schillers Begriff des Menschen, der nur wahrer Mensch sei, wo er zwischen den Polen sinnlicher Veränderung und formvollendeter Verharrung zu *spielen* vermag, lebte die Komplexität der alten Spieltheorie fort[181]. Da sich die Kunstkammern in ihre Bestandteile auflösten, wurde ihrem enzyklopädischen Anspruch der Boden entzogen. Das Konzept eines materiellen Archivs der gesamten Welt kehrte erst aus einem Teilbereich des zerfallenen Kontinuums zurück. Der Motor dieser Entwicklung lag im Aufstieg des Nutzdenkens.

Kurz vor 1600 war dem Pariser Humanisten Petrus Ramus bei einem Vergleich der wissenschaftlichen Standards neben England auch Deutschland als lobenswert erschienen, aber die italienische Mathematik und deren Anwendung und Förderung in verschiedenen Akademien hatten für ihn einen unvergleichlichen Rang[182]. Im Jahre 1671 jedoch äußerte Gottfried Wilhelm Leibniz zur Begründung der Errichtung einer Akademie der Künste und Wissenschaften in Deutschland:

> Der Italianer Künstler-Werck hat fast einzig und allein in formirung lebloser, stillstehender und nur wohl aussehender Dinge bestanden. Die Teutschen hingegen allezeit sich beflißen, bewegende Wercke zu verfertigen, die nicht nur die augen sättigten und großer Herren Curosität büßeten, sondern auch etwas verrichten, die natur der Kunst unterwerffen und die Menschliche arbeit leichter machen könten. Und ist zu verwundern, daß eine so geistreiche nation einer ihrer Meinung nach weit mehr verdüsterten den ruhm der lebendigen künste überlaßen und sich mit ihrer todten proportion und Architectur begnüget. Kan ich also mit grund der Wahrheit sagen, daß Teutschland, und sonderlich darinn Augspurg und Nürnberg der künstlichen sowohl gewicht als feder Uhren, der so kräfftigen, verwunderungswürdigen feuerwercke, auch lufft- und waßer-künste mutter ist[183].

Der Vierundzwanzigjährige wußte nicht, daß er keinen »allezeit« gültigen Sachverhalt, sondern ein relativ junges Vorurteil beschrieb. Zwischen Ramus und Leibniz stand der für die Spaltung von Kunst und Technik, von Antikenverehrung und Naturwissenschaft wie auch für die nun einsetzende Überheblichkeit gegenüber Italien entscheidend verantwortliche Nutzwert technischer Erfindungen. Zwar hatte sich Leibniz zufolge auch Dürer mit den »leblosen

Proportionen« beschäftigt, dieses Geschäft aber »auch nüzlich und clar zum täglichen gebrauch der Handwercksleute ausgeführet«, so daß sich auch hier »Italien nicht viel zu rühmen habe«[184]. Der Zwang des Nutzens nimmt mit der Trennung von Technik und Kunst auch eine geographische Spaltung vor, die das Zweckdenken nach Deutschland verpflanzt, während eine vom Reich der harten Notwendigkeit gereinigte Beschäftigung mit Kunst im vorgeblich »toten« Terrain Italiens zurückbleibt. Im selben Zusammenhang plädiert Leibniz für die Errichtung einer riesigen, nach Kunstkammerprinzip gegliederten Forschungsstätte, die auch »Kunst- und raritäten (. . .)- Cammern« enthalten, also ein »theatrum naturae et artis« abgeben solle[185], aber von nun an bestimmt sich die Rangordnung der Künste nach dem Grad ihrer Nützlichkeit.

Ein Jahrzehnt später wurde dieser Prozeß auch geschichtstheoretisch befeuert. Die in vier Bänden von 1688 bis 1697 erschienenen »Parallèle des Anciens et des Modernes« Charles Perraults predigten die Überlegenheit der Moderne gegenüber der Antike mit dem Argument, daß die neueren Erfindungen in den Naturwissenschaften und dem Bereich der Produktion kein Vorbild hätten und daß sie, indem sie weder mehr die Antike noch die Natur nachahmen würden, auf der Spur des demiurgischen Gottes seien[186]. Damit beginnt sich das vierte Glied der natur-, antiken-, kunst- und technikgeschichtlichen Kette von den drei früheren Elementen zu lösen, um diese nicht als gleichrangige Bestandteile eines sukzessiven Fortschritts zu erachten, sondern sie unter die Autorität des Nutzeffektes zu stellen. Wenn Cellini in der Mitte des 16. Jahrhunderts mit seiner bewegten Skulptur einen Sieg über die Statuen der Antike errungen hatte, so handelte es sich um einen Triumph im Paragone, also um einen kunstinternen Wettstreit unter Gleichrangigen; nun aber beginnt ein außerkünstlerischer Wert die Möglichkeit einer hierarchiefreien Konkurrenz zu verhindern.

In Deutschland war eine neue Etappe dieses Vorganges erreicht, als der sächsische Ingenieur Jakob Leupold die Dresdner Kunstkammer seines Landesherren, August des Starken, in seinem epochemachenden Maschinenbuch »Theatrum Machinarum Generale« (1724) mit einem Lob bedachte, das sie um ihre spielerischen Grundlagen brachte: »Eine so wohl köstliche als hochschätzbare Collection aller künstlichen, raren und wunderbahren Sachen, so wohl der Natur als Kunst, dergleichen schwerlich oder gar nicht in einem anderen Reich zu finden seyn wird, zur Aufnahme und Beförderung der Künste und Wissenschaften, auch besonderen Nutzen des Landes«. Umso schärfer attackiert er das künstlerisch-mechanische Spiel, das hundert Jahre zuvor das Erkenntniswesen der Kunstkammer ausgemacht hatte, als »närrisches Zeug« von »Windmachern«: »Noch täglich sich viel neue Künstler und Inventions-Meister finden, die lauter Wunderwercke zu machen wissen (. . .), gar das perpetuum mobile ist ihnen nur ein geringes«[187].

Aus der Abfuhr, die sich Friedrich Gottlieb Klopstock holt, als er im Jahre 1765 für die Errichtung einer deutschen Akademie am Wiener Hof wirbt, spricht derselbe Geist: die Stimme eines Künstlers zähle nichts, »da man die schönen Künste als eine Sache des Luxus und des Überflusses ansieht, zu welcher man zurückkehren wird, wenn man nichts Besseres zu tun haben wird«[188].

Und schließlich nähert sich die Beurteilung der bildenden Künste dem Spott. In seiner erstmals 1777 erschienenen, programmatischen »Anleitung zur Technologie«, die als Grundschrift der deutschen Kameralistik anzusehen ist, moniert der rastlose Kameralist Johann Beckman, daß das Lob der »genannten schönen Künste, z. B. Malerey, Bildhauerey, Steinschneiderkunst« so weit überzogen worden sei, »daß man eine Zeitlang ihre Kentniß allein der Achtung der Grossen und der Gelehrten werth gehalten hat, bis man endlich empfand, daß im Staat erst das unentbehrliche und nützliche, hernach das schöne, oder wenigstens beydes mit gleichem Eifer, zu suchen sei. Die schönen Künste sind Zöglinge des Ueberflusses, und dieser entspringt aus denen Gewerben, die man ehemals verachtete«[189]. Damit wird auch die begriffliche Einheit von Kunst und Mechanik aufgekündigt. In vollem Bewußtsein des epochalen Charakters seiner Zäsur schreibt Beckmann, er »habe es gewagt, Technologie, stat der seit einiger Zeit üblichen Benennung Kunstgeschichte zu brauchen, die wenigstens eben so unrichtig, als die Benennung Naturgeschichte für Naturkunde ist. Kunstgeschichte mag die Erzählung von der Erfindung, dem Fortgange und den übrigen Schicksalen einer Kunst oder eines Handwerks heißen; aber viel mehr ist die Technologie, welche alle Arbeiten, ihre Folgen und ihre Gründe vollständig, ordentlich und deutlich erklärt«[190].

Mit dieser Aufspaltung ist jede Ahnung davon, daß die Antiken einstmals eine naturgeschichtlich aufgeladenene Position einnahmen, die zur modernen Maschine nicht etwa in einem Widerspruch stand, sondern als Herausforderung und als Etappe einer Progression zu sehen war, vergessen. Für Beckmann ist die Kenntnisnahme ausländischer Produktionsmethoden wichtiger als die Bewunderung der Antiken Italiens. Würde sich der Reisende mit dem Zustand der Gewerbe in Deutschland vertraut machen und ihn mit ausländischen Erfindungen vergleichen, »würde er in Italien mehr sehn als der Cicerone jedem zeigt, der ihn bezahlt, mehr noch als die von noch so vielen besehenen und beschriebenen Alterthümer (...). Dann würden zwar deutsche Thaler hinausgetragen, aber auch ausländische Kenntnisse hereingebracht, und es würde noch die Frage seyn, wer die Bilanz bezahlte, der Deutsche, oder der Ausländer«[191].

Goethe bestätigt anläßlich seiner ersten Italienreise von 1786 die Treffsicherheit dieses Urteils um so mehr, als er von Beckmanns krämerischer Art der Aufrechnung frei ist. Vom überragenden Wert der bildenden Kunst und der antiken Skulptur überzeugt, sieht er deren Verehrung als einen epochalen Abschied. »Auf dieser Reise«, so hofft er, »will ich mein Gemüth über die schönen Künste beruhigen, ihr heilig Bild mir recht in die Seele prägen und zum stillen Genuß bewahren. Dann aber mich zu den Handwerckern wenden, und wenn ich zurückkomme, Chymie und Mechanik studiren. Denn die Zeit des Schönen ist vorüber, nur die Noth und das strenge Bedürfniß erfordern unsre Tage«[192].

Der Siegeszug nützlicher Industrie hatte, insofern er sich auch als Kampf um die Anerkennung des Ranges der Moderne abspielte, in Form einer mehr als drei Meter hohen Pendule des englischen Architekten Henry Bridges bereits im Jahre 1734 eine monumentale Krönung gefunden (Abb. 32)[193]. In Form eines antiken Tempels, aber gefüllt mit mechanischem Innenleben modernsten Zuschnittes, wurde sie als »Demonstrationsmodell der Welt« und als Botschafterin der Übertrumpfung der Antike um die Erde geschickt:

> By arts Mechanic you will here be tought
> More than Rome knew, or Grecian sages thought[194].
> *Durch mechanische Künste wird Dir hier mehr gelehrt*
> *Als Rom wußte, oder griechische Weise dachten.*

Vergesellschaftung

Bis zur Mitte des 18. Jahrhunderts war die begriffliche und faktische Lösung der Mechanik aus dem Bereich der antiken Tradition und der Kunst vollzogen. Die Konsequenzen für die Sammlungen waren umwälzend. Die Kunstkammer hatte ein Plateau bereitgestellt, auf dem das Chaos der Welt komplex erfaßt und sowohl in einer räumlichen wie zeitlichen Schichtung dargestellt werden konnte. Indem diese Plattform zerbrach, traten Spezialansammlungen der Naturobjekte, der Antiken, der Kunstwerke und der Maschinen an ihre Stelle. Die im Jahre 1720 begonnene Zergliederung der Dresdner Kunstkammer bildete den Auftakt dieser Entwicklung, der im Verlauf des 18. Jahrhunderts sämtliche bedeutende Kunstkammern zum Opfer fielen[195].

Jenes Vertrauen in die visuelle Erkenntnis, die zuvor das spielerische Plateau der Kunstkammer mit Leben und Begriffen erfüllt hatte, wirkte nun als unerbittliches Trennungsmittel. Indem die Ähnlichkeit zwischen den Arten auf visuelle Weise ermittelt wurde, wurden jene Assoziationsmöglichkeiten, die über die Grenzen enger Zusammengehörigkeit hinausgingen, ausgetrieben. Das nach mehreren Generationen inventarisierender Sehschule erstmals um 1630 dokumentierte, stilkritische Zuordnen von Malschulen[196] wurde nun, hundert Jahre später, zum Sprengsatz der Kunstkammer, indem es der Naturgeschichte, die noch bei Bacon für den übergreifenden Zusammenhalt von Natur- und Menschenwerk verantwortlich gewesen war, die Mittel der visuellen Zuordnung und Ausgrenzung an die Hand gab.

Die bedeutendsten Naturhistoriker des 18. Jahrhunderts, Georges-Louis Leclerc Comte de Buffon und Carl von Linné verdeutlichen exemplarisch, wie

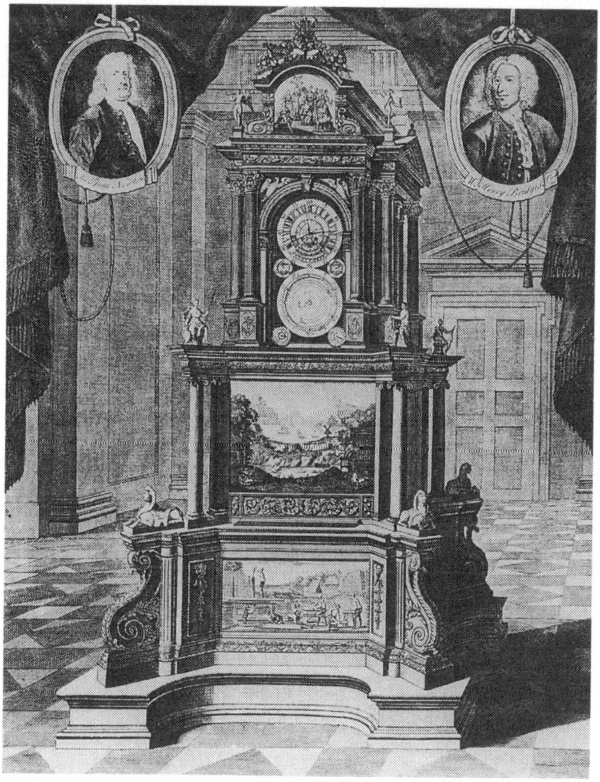

Abb. 32: Pendule des Henry Bridges, 1734, Kupferstich, Paris, Bib. Nat.

verwickelt sich dieser Vorgang abspielte. Buffon hat immer wieder auf die Bedeutung der visuellen Autopsie und der Schulung des Auges in Sammlungen verwiesen. In seiner Beschreibung der königlichen Naturalienkammer betont er, daß nichts erfolgreicher sei, »das Wachsthum der Naturgeschichte zu befördern, als eben das stete Anschauen der natürlichen Dinge, welche jene begreift«. Das Ziel besteht darin, durch das Erkennen von Ähnlichkeiten den inneren Zusammenhalt von Gruppen und Arten zu festigen und auf diese Weise Gemeinschaften zu bilden, deren Wesen darin besteht, sich gegen Unähnlichkeit abzuschirmen, Ähnlichkeiten aber nachzugehen, um auf diese Weise das Strukturgesetz der Natur dem Gedächtnis einzupflanzen: »Wenn denn diese Merkmaale, so, wie sie mehr oder weniger Aehnlichkeit und Unähnlichkeit haben, insgesammt mit einander verglichen werden, so stellen sie das Ebenbild der Natur dem Verstande vor, und drücken selbiges dem Gedaechtnisse ein«[197]. Angesichts der ungeheuren Fülle der Naturprodukte sei es erforderlich, Proben in Sammlungen zusammenzustellen, damit man die ganze Vielfalt »vor Augen siehet«. Die bedeutendste Erkenntnis erfolge aus dem unvoreingenommenen Blick, der auf der Suche nach der Bildung präzis zu erfassender Ähnlichkeiten und Gemeinschaften sei: »Wenn man sich mit diesen Dingen mehr bekannt machet, wenn man sie oft, und, so zu sagen, ohne alle Absicht, siehet, so machen sie uns nach und nach gewisse dauerhafte Eindrücke, die sich bald hernach im Verstande durch feste und unwandelbare Aehnlichkeiten mit einander verbinden. (...) Man muß also den Anfang damit machen, daß man vieles siehet, und öfters wieder siehet«[198].

Ungeachtet dieses Aufrufes zum nüchtern ordnenden Blick trug Buffons literarisch ausufernder, zwischen Beschreibung und Pragmatik wechselnder Stil dazu bei, ihn als Vertreter einer überkommenen, aristokratischen Sicht der Natur zu kritisieren. Im selben Zug, in dem die Naturalienkabinette gegen Ende des 18. Jahrhunderts als verstaubte »Rumpelkammern« verachtet wurden, wurde Buffon im 19. Jahrhundert vorgehalten, seine beste Leistung sei die Förderung ebendieser Kabinette gewesen: »Durch feingeglättete und pomphafte Beschreibungen suchte der Herr Graf unter der Aristokratie einen gewissen noblen Dillettantismus zu wecken, der in der That die besten Früchte für die Vermehrung der Pariser Sammlungen brachte. In magnifiquen, hochtönenden Phrasen beschrieb Buffon die höhern Thiere, Säugethiere und Vögel, ihre Sitten und Haushalt, ohne Ordnung, ohne inneren Zusammenhang, je nachdem ihm dieser oder jener Stoff geeignet schien, seinen Styl daran glänzen zu lassen«[199]. Indem diese Sprachkritik auch die scheinbare Willkür von Buffons Natursystem angreift, trifft sie dessen methodologische Zwischenstellung. Buffon versucht, das Auge nicht mehr als Mittel der übergreifenden Assoziation, sondern der trennenden Abgrenzung zu schärfen, aber sein Versuch, eine Geschichte der Menschheit mit der Geschichte der Natur zu verbinden[200], bleibt dem übergreifenden Konzept der Kunstkammer verpflichtet.

Dasselbe gilt für Linné. Ein erstaunlicher Passus seiner ersten, noch als Student unternommenen »Lappländischen Reise« (1732) offenbart, daß auch er noch unter dem Einfluß des in Kunstkammern geschulten Verfahrens stand, assoziativ von Gegenständen der Natur zu Gestalten fremder Gebiete wie der Mythologie zu springen. Angesichts der Pracht der Rosmarinheide bezweifelt er zwar, daß »ein Maler imstande ist, auf das Bild einer Jungfrau solche Anmut zu übertragen und ihren Wangen solche Schönheit als Schmuck zu verleihen«, aber andererseits vollzieht er ebenjenen Übertragungsvorgang dank seiner Einbildungskraft selbst. Angesichts der Schönheit der Pflanze kommt ihm das dichterisch geprägte *Bild* der Andromeda in den Sinn: »Da ich sie zum ersten Male sah, stellte ich mir Andromeda vor, wie sie von den Poeten abgebildet wird. Je mehr ich an sie dachte, desto mehr wurde sie mit dieser Pflanze eins«. Linné beschreibt dann, wie die Gestalt und die Haltung der Pflanze mit der Schönheit, aber auch der fatalen Lage der Andromeda korrespondieren und wie auch die Umgebung an diesem Vergleich teilhat. Dem von Sumpf umgebenen

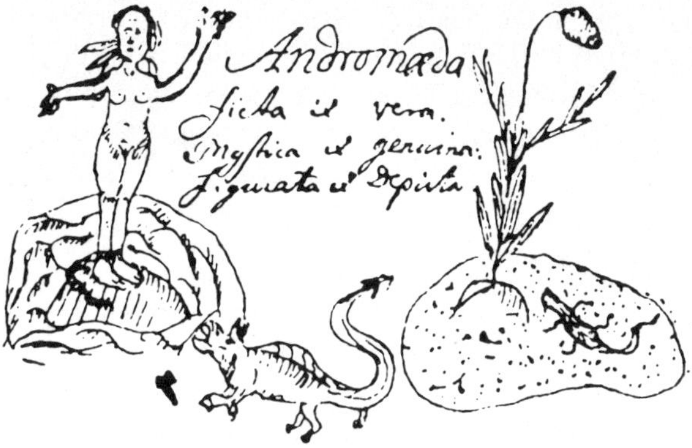

Abb. 33: Vergleich der Rosmarinheide (Andromaeda polifolia) mit Andromeda, Zeichnung von Carl von Linné, 1732

Grashöcker, auf dem Kröten und ähnlich »giftiges« Getier laufen, entspricht der Felsen, an den Andromeda, vom Drachen bewacht, angekettet ist. Bei dieser poetischen Metamorphose der Pflanze in eine mythische Frauengestalt bleibt Linné jedoch nicht stehen. Im Widerspruch zu seiner Äußerung, daß kein Künstler die Schönheit der Pflanze angemessen malen könne, hält er den Vergleich zwischen Heideblume und Andromeda, Grashügel und Felsen sowie Getier und Drachen in einer begrifflichen Zuordnung und in einer zugehörigen Zeichnung selbst *bildlich* fest (Abb. 33): »Andromeda / ficta α vera / Mystica α genuina / figurata α Depicta« (Andromeda / erdichtet und wahr / geheimnisvoll und natürlich / ausgemalt und abgemalt)[201].

In Linnés Benennung der Rosmarinheide als »Andromeda polifolia« ist die Erinnerung an diesen bild-mythischen Einschuß bewahrt. Schon drei Jahre später war der Luxus dieser in Bildassoziationen denkenden Phantasie jedoch durch die klare, allen Sinnsprüngen abschwörende Nomenklatur der »Systema Naturae« überlagert. Linnés karge, zwischen Sprache und Formel schwankenden Ausführungen schlugen nun, schärfer als dies die Naturgeschichte Buffons vermocht hätte, gegen die Kunstkammern durch. Wie Buffon hat auch Linné die Bestände von naturkundlichen Museen aufgenommen, darunter die des schwedischen Herrscherhauses, und von einem seiner Schüler stammt eine Dissertation zum Aufbau naturkundlicher Sammlungen, die mit Sicherheit seine eigenen Gedanken wiedergibt[202].

Das Vorwort der deutschen Übersetzung von Linnés »Systema Naturae« von 1740 enthält die Anregung: »Vielleicht lassen sich einige belieben, nach dem Beyspiel eines und des anderen berühmten Gelehrten, ihre Naturalien Cabinette nach dieser Ordnung, und die Verzeichnisse derselben nach den in diesen Tabellen vorkommenden Beschreibungen einzurichten«[203]. Noch im selben Jahr wurde in Leipzig das »Museum Richterianum« gegründet, ein

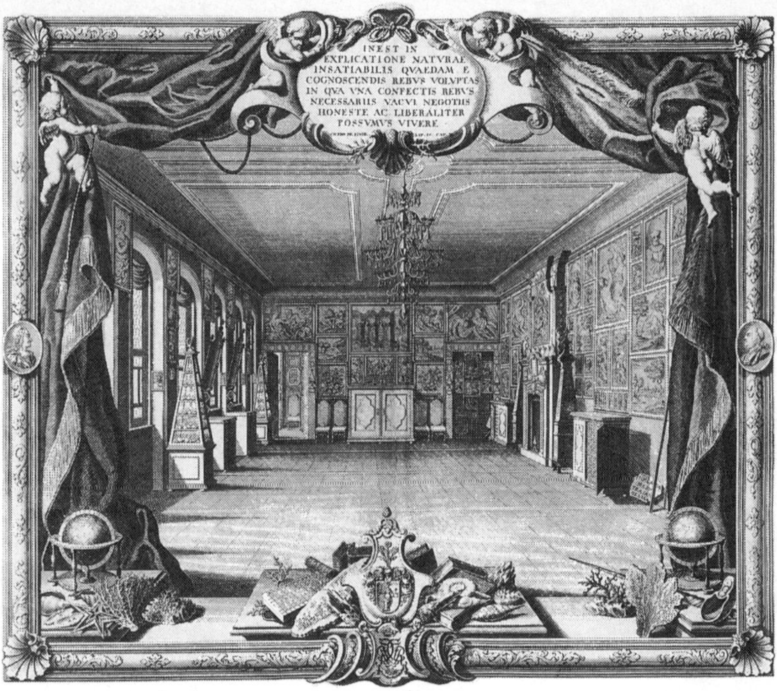
INEST IN
EXPLICATIONE NATVRAE
INSATIABILIS QVAEDAM E
COGNOSCENDIS REBVS VOLVPTAS
IN QVA VNA CONFECTIS REBVS
NECESSARIIS VACVI NEGOTIIS
HONESTE AC LIBERALITER
POSSVMVS VIVERE

Abb. 34: Museum Richterianum, Frontspiz in:
Johann Ernst Hebenstreit,
Museum Richerianum, 1743

Naturalienkabinett, dessen Gliederung offenbar dem Klassifikationssystem Linnés verpflichtet ist: »In der Bemühung, gute Ordnungen zu machen, stekket nicht allein ein wahrer Nutzen, welcher die Erhaltung und Vermehrung des Cabinets angehet, sondern auch eine gewisse Ergötzlichkeit, welche nur denjenigen bekandt ist, welche einen Theil ihrer müßigen Zeit damit zubringen, daß sie das übereinstimmende der erschaffenen Welt betrachten (...). Die Aehnlichkeit, oder Unaehnlichkeit, derer Dinge, welche untereinander vermenget liegen, zeiget sofort, daß es nöthig sei, jedem Geschöpfe seinen gebührenden Nachbarn zuzueignen; und gleich mit gleich zu vergesellschaften, das unähnliche aber voneinander abzusondern«. »Vergesellschaften« heißt, Klassen und Unterklassen von Blumen, Tieren, Muscheln usw. »nach den Regeln der Kunst« durch anschauende Überprüfung der Proportionen herzustellen: »Eine in allen Theilen der Gelehrsamkeit übliche Gleichheit derer Gedanken, eine Ordnung aller menschlichen Verrichtungen, welche man in dem gemeinen Leben den Wohlstand, und die Reinlichkeit nennet, das Ähnliche der Mahlerey, der Zusammenhang aller Dinge in der Bau-Kunst, sind eben das, was in denen Sammlungen Methode heißt«[204].

Das Titelblatt des »Museum Richterianum« trägt dem methodischen Vorsprung der Bilderordnung Rechnung (Abb. 34). Mit Muscheln, Korallen, einem antiken Bruchstück, Reliefs, Globen und Büchern sind Requisiten der Kunstkammer über den gesamten Raum verteilt, aber »vergesellschaftet« sind allein die schulterschlußartig zueinander gesellten Gemälde. In dieser naturkundlichen Spezialsammlung sind noch alle Bestandteile der Kunstkammer zitiert, aber die bildende Kunst zieht sich aus dem Ensemble zurück. In ihrer Abtrennung ereignet sich jedoch der eigentümliche Vorgang, daß sie mit Ansprüchen aufgeladen wird, die vormals der universalen Sammlung insgesamt zugekommen waren.

Die Villa Albani

Im Prozeß der Aufspaltung der Kunstkammer bei gleichzeitiger Aufwertung eines ihrer Teilbereiche nimmt die um 1760 erbaute Villa Albani Roms einen unvergleichlichen Rang ein (Abb. 35). Sie stellt einen der letzten großen Komplexe dar, die an die Tradition der außerhalb der alten Stadtmauern gelegenen Villen wie auch an die der römischen Antikengärten der Renaissance anknüpfen. Die überragende Bedeutung der Villa liegt in ihrem Schwellencharakter. Da sie von Beginn an als Herberge der Antikensammlung des Kardinals Alessandro Albani gedacht war, wurde sie als erstes autonomes Museum der Moderne gewertet. Da sie aber auch als Wohnort für den Kardinal und seine Belegschaft diente, trifft diese Bestimmung nur eingeschränkt zu, und auch das Verhältnis zwischen Garten und Villengebäuden deckt sich noch nicht mit der modernen Verpflichtung des Museums auf nichts als den in ihm versammelten Gegenstandsbereich, so daß sie mit derselben Berechtigung nicht als Neubeginn, sondern als Abschluß gesehen werden kann[205].
gestellten Skulpturen führen gemeinsam mit dem Freskenprogramm der Villa eine bis in die Feinheiten hinein festgelegte, kosmologische Ordnung auf, die den Bauherrn als Sol invictus feiert und der alten Rom-Idee nochmals eine kosmologische Wendung gibt[206]. Insofern besitzt die Villa eine stark konservative Ausrichtung, wie sie im Umkreis des Jesuitenpaters Contuccio Contucci gepflegt wurde. Als Kustos des Museum Kircherianum (Abb. 26) einer der Nachfolger Kirchers, galt Contucci als eine Art Orakel des Antikenstudiums[207]. Natürlich trennen das Museum Kircherianum und die Villa in ihrem Erscheinungsbild Welten. Aber die engen Verbindungen der jesuitischen Gelehrten zum Kardinal Albani und sein mutmaßlicher Einfluß auf das Programm der Villa als »Imago mundi« rücken diese näher zusammen als es der Augenschein suggeriert.

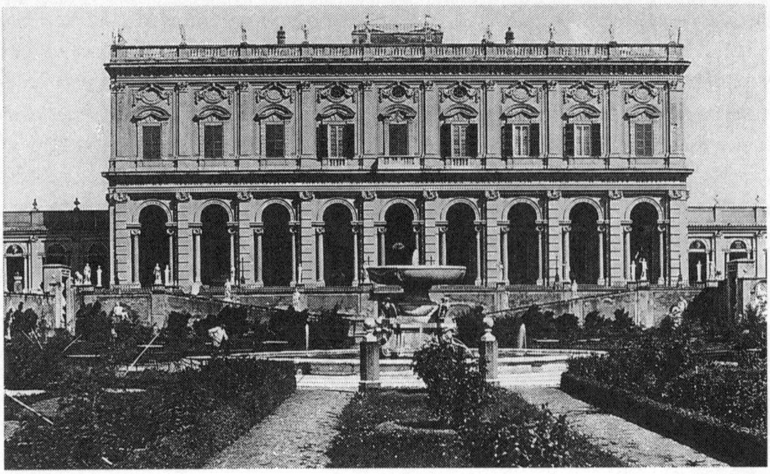

Abb. 35: Fassade von Carlo Marchionnis Casino (1755–1757) der Villa Albani

Winckelmann und Piranesi

Der Schwellencharakter der Villa wird im Widerspruch zu dieser kosmischen Einkleidung der Sammlung antiker Skulpturen dadurch umso krasser deutlich, daß sich im selben Personenkreis, aus dem ihr Programm entwickelt wurde, eine Wertschätzung der antiken Skulptur durchzusetzen vermochte, die gegen diese Einbindung immun war. Winckelmann, der die Bekanntschaft Contuccis als »nicht allein nützlich, sondern auch sehr rühmlich« empfand[208], galt diese übergreifende Einkleidung nichts mehr. Als Antiquar des Kardinals Albani bestand für ihn nur mehr Interesse an der einzelnen antiken Skulptur und ihrer historischen Verankerung[209]. Seine Tätigkeit an der Villa Albani bot ihm das als einzigartiges Glück empfundene Privileg, seine in Dresden in den Grundzügen entwickelte Sicht der antiken Skulptur vor den Originalen einer der anspruchsvollsten Sammlungen überprüfen und schärfen zu können. Winckelmann beschränkt das Antikenstudium im Sinne der kühlen Sichtweise Linnés streng auf stilistische Kriterien, also ebenfalls allein auf das Augenscheinliche und ästhetisch Relevante, um sich durch stilgeschichtliche Beschreibung und Klassifizierung und durch die florale Metaphorik vom Wachstum, Blühen und Vergehen großer Stile in der ungeheuren, in die Zehntausende gehenden Menge an antiken Büsten, Statuen und Bruchstücken zu orientieren[210].

Aber im selben Zug lädt er die derart »gereinigten« Objekte mit Kriterien der äußeren Natur und der politischen Geschichte auf. In seiner »Geschichte der Kunst des Alterthums« (1764) hat Winckelmann die Theorie von Jean Baptiste Dubos (1719), daß das Klima einen entscheidenden Einfluß auf den Charakter der Völker ausübe, um die gesellschaftliche Natur erweitert. Indem er vom natürlichen und politischen Klima auf die Qualität von Gesellschaft und Kunst schließt, erscheint ihm die Skulptur der griechischen Klassik nicht nur als Glücksprodukt eines idealen Klimas, sondern auch als Triumph politischer Freiheit. Natur und Klima bieten für die Kunst die besten Voraussetzungen, aber wo nicht auch die politische Freiheit hinzukommt, bleibt die Kunst schwach. »In Athen aber, wo nach Verjagung der Tyrannen ein Democratisches Regiment eingeführet wurde, an welchem das ganze Volk Antheil hatte, erhob sich der Geist eines jeden Bürgers, und die Stadt selbst über alle Griechen (...). Mit den Wissenschaften ließen sich hier die Künste nieder, hier nahmen sie ihren vornehmsten Sitz, und von hier giengen sie in andere Länder aus«[211]. Das Rom der Kaiser habe hier nicht konkurrieren können. Selbst Kaiser Hadrian, dem am ehesten zuzutrauen gewesen wäre, die Kunst auf die alte Höhe zu führen, waren unüberwindbare Grenzen gesetzt, denn »der Geist der Freyheit war aus der Welt gewichen, und die Quelle zum erhabenen Denken und zum wahren Ruhme war verschwunden«[212]. Neben dem Florenz der Renaissance komme dagegen das Rom der Gegenwart dem Idealzustand demokratischer Freiheit am nächsten, weil hier eine nirgendwo sonst spürbare Freiheit herrsche: »einiger Schatten der ehemaligen Freyheit (...) zeiget sich noch itzo in Rom, wo der Pöbel unter der Priesterlichen Regierung eine ausgelassene Freyheit genießet«[213]. Winckelmann hat mehrfach betont, wie tief er von der römischen Erfahrung bewegt war, daß sich die Kenner und Liebhaber der Antiken in der Villa Albani wie in einer hierarchielosen Zone freien Austausches bewegten und daß man mit dem Kardinal »wie mit einem Bürger spazieret«[214]. Der künstlerische Aufschwung Roms schien das universale Geschichtsprinzip zu bestätigen, »daß es die Freyheit gewesen, durch welche die Kunst empor gebracht wurde«[215]. Insofern die Villa Albani mit der Villa Hadriana zu konkurrieren suchte, mußte sie für Winckelmann wie ein Test wirken, ob die Gegenwart die Potenz besäße, das Niveau der Griechen erneut zu erreichen – wie in der politischen Verfassung, so in der Kunst. Ein Vierteljahrhundert, nachdem Hebenstreit sein Konzept einer »Vergesellschaftung« der Sammlungsbestände dadurch begründet hatte, daß jeweils Gleiches zu Gleichem gesellt werden müsse, trägt die antike Skulptur für Winckelmann eine stilgeschichtliche, historische und politische »Vergesellschaftung« vor.

Mit dieser Sinnauffüllung antwortet Winckelmann auf die nutzbetonte Verkürzung des kartesischen Denkens, die den Siegeszug der großen Manufaktur und der frühen Industrie begleitete. Dem Nutzdenken, das die Klammer zwischen Kunst und Technik unter der Flagge der Superiorität der Mechanik gesprengt hatte, macht er schon mit dem ersten Satz seiner »Geschichte der Kunst des Alterthums« eine geradezu höhnische Gegenrechnung auf: »Die Künste, welche von der Zeichnung abhängen, haben, wie alle Erfindungen, mit dem Nothwendigen angefangen; nachdem suchte man die Schönheit, und zuletzt folgete das Ueberflüßige: dieses sind die drey vornehmsten Stuffen der Kunst«[216]. Der Nutzen wird als Voraussetzung der Schönheit in eine dienende Rolle gedrückt. Winckelmann mag hier durch Autoren wie den Philosophen Hermann Samuel Reimarus (1694–1768), den er im Juli 1764 mit Ehrfurcht erwähnt[217], bestärkt worden sein. Im Jahre 1754 hatte Reimarus eine vielbeachtete Generalabrechnung mit der mechanistischen Philosophie vorgelegt. Die Maschinenwelt trage als Sphäre zwanghafter Bewegungen ihren Zweck niemals in sich selbst, sondern allein in Hinblick auf den Menschen: »So spilet auch der Vaucanssonsche Mann nicht seinen eigenen Ohren; die Sehröhre und Vergrößerungsgläser machen ihrem eigenen Gesichte nichts sichtbar; die besten Uhren schlagen und weisen sich selbst die Zeit nicht«. Die Vorstellung der Natur als einer »ungeheuren Maschine«, in der »kein Auge (ist), welches das sieht, betrachtet, forschet«, wird ihm zur Vision einer »nunmehro fürchterlichen und scheuslichen Welt«[218].

Bei Winckelmann und seinen römischen Gefährten wird entsprechend alles, was auch nur entfernt an maschinelle oder technische Gewolltheit erinnert, zum Inbegriff von Entseelung und auch stilistischer Verirrung. Durch das Bedrohliche zwanghafter Bewegung verliert das künstlerische Ideal, künstliche Bewegung bis zur Augentäuschung zu illusionieren, seine Berechtigung, und Winckelmanns Absage an Künstler wie Lorenzo Bernini, Pierre Puget und François Girardon liest sich wie eine Gegenreaktion gegen alle Versuche, Bewegung unfrei und gewollt zu imitieren. Selbst Michelangelos Grabfiguren der Florentiner Medici-Gräber »haben eine so ungewöhnliche Lage, daß das Leben sich Gewalt anthun müste, sich also liegend zu erhalten«[219]. Im selben Sinn lehnt Winckelmanns Malerfreund Anton Raphael Mengs (1728–1779) die Werke des Barock als Kunst von »Macchinisti« ab[220]. Wahre »Grazie« dagegen ist »auf den rechten Grad der Leichtigkeit« angewiesen, sie ist »ferne vom Zwange und gesuchten Witze«[221].

Winckelmanns »Geschichte der Kunst des Alterthums« markiert einen tiefen Einschnitt. In ihr zeigt sich, daß die antiken Skulpturen aus der Korrespondenz mit der Mechanik entlassen sind, womit sowohl die Einheit von Kunst und Technik wie auch die Verkettung der Glieder: **Natur – antike Skulptur – Kunstwerk – Maschine** gesprengt ist. Der Verlust wird durch die neugewonnene Funktion der Kunst, ein ideales Verhältnis des Menschen zur klimatischen, das heißt natürlichen, wie auch zur zweiten, politischen Natur zu verkörpern, in eine Besiegelung ihrer Höherwertigkeit umgemünzt. Entsprechend geht der universale Aspekt der Welterfassung in der Kunstkammer in die Annahme über, daß vom Ästhetischen auf das Ganze von Geschichte und Gesellschaft geschlossen werden kann.

Die Folgen waren so schwerwiegend wie anhaltend. Entlassen in die Freiheit der Zwecklosigkeit, stieg die Kunst zur Krone und zum Ziel aller menschlichen Tätigkeit auf. Ein erster Effekt lag darin, daß Winckelmanns Gleichsetzung von Klassizismus und republikanischer Freiheit die Kunstlehre der französischen Revolution maßgeblich prägte. Jacques Louis David, der mit den Thesen Winckelmanns durch seinen römischen Aufenthalt von 1775 bis 1780 in Kontakt gekommen war, hat hierzu beigetragen. Als er 1793/94 in die Reorganisation der künstlerischen Verwaltung des Louvre eingriff, schlug er Casimir Varon für einen der Posten des Konservatorenkollegiums mit dem Argument vor, daß dieser an einer Fortsetzung von Winckelmanns »Monumenti inediti« arbeite, und 1795 wurde Winckelmanns »Kunstgeschichte« vor dem Nationalkonvent als »Meisterwerk« gepriesen[222]. Weniger bekannt ist, daß Thomas Jefferson, der spätere amerikanische Präsident, in diesen Jahren als Gesandter in Paris war und seinen eigenen Kunstbegriff in diesem Klima des revolutionären Klassizismus schulte. Die »Geschichte der Kunst des Alterthums« befand sich in seinem Besitz, und Näheres wird ihm sein Freund Charles-Louis Clérisseau vermittelt haben, der in früheren Jahren als enger Vertrauter Winckelmanns auf dessen Betreiben hin zur Ausmalung der Villa Albani hinzugezogen worden war. Als Jefferson mit dem Staatskapitol von Virginia das erste bedeutende Staatsgebäude der amerikanischen Republik bauen ließ, gingen dessen klassizistische Formen über Clérisseaus archäologische Forschungen auf Winckelmanns Ideen zurück[223].

Die bedeutendste Wirkung von Winckelmanns klassisch-republikanischem und zugleich dem Reich der Zwecke enthobenem Kunstbegriff aber liegt darin, daß dieser die Theorie des modernen Kunstmuseums begründete. Als Gefäß der befreiten Menschheit übernimmt das Kunstmuseum im Zuge der französischen Revolution das gesamte Prestige, das bisher die Kunstkammer als enzyklopädische Institution beanspruchen konnte. Nachdem Teile des enteigneten königlichen Kunstbesitzes in die Grande Galerie des Louvre überführt worden waren, wurde dem Ikonoklasmus des Terreurs entgegengehalten, daß hier die bisher versklavten Kunstwerke befreit worden wären, um die Revolution zu bekrönen. Als das Revolutionsheer im September 1794 die ersten Lieferungen von Kunstwerken aus den Niederlanden nach Paris schickte, wurde selbst dieser Beutezug als Befreiung verstanden, die in den Kunstwerken selbst angelegt sei: »Im Herzen der freien Völker sollen diese Werke berühmter Männer ihre Ruhe finden; die Tränen der Sklaven sind ihrer Größe nicht würdig, und die Ehrung der Könige beunruhigt nur ihren Grabesfrieden. Nicht länger befinden sich diese unsterblichen Werke in fremdem Land; heute sind sie im Vaterland der Künste und des Genies, der Freiheit und Gleichheit, in der französischen Republik angekommen«[224].

Im Louvre wirkte das freiheitliche Pathos nach, das Winckelmann der griechischen Kunst zugesprochen hatte. Im gegenüberliegenden »Musée des Monuments Français« dagegen wurde erstmals Winckelmanns Prinzip der stilgeschichtlichen Chronologie angewandt. Alexandre Lenoir, der Gründer und Kustos dieses Museums, hat mit dieser historischen Ordnung jedem späteren Kunstmuseum unter ausdrücklicher Berufung auf Winckelmann, von dem er im Foyer eine Büste aufstellen ließ, das Modell vorgegeben: »Die Hochachtung, die dieser Mann mir eingeflößt hat, die Anerkennung, die ihm die Künstler zollten, dies alles hat mich bewogen, ihm ein Denkmal zu errichten«[225]. Lenoirs Geste war nicht übertrieben. Indem Winckelmann dazu beitrug, den universalen Anspruch der Kunstkammern auf die Werke der bildenden Kunst zu übertragen, bewirkte er auch, daß die modernen Kunstmuseen das Erbe der Kunstkammern in gereinigter Form übernahmen. Trotz ihrer Nähe zu Palästen, Mausoleen, Schatzhäusern und neuerdings auch Kaufhäusern bergen die Museen bis heute die Laboratorien einer Gegenwelt. Sie bilden ein »Asyl« für Kunstwerke[226], die ihren kritischen Impetus in der Insistenz entfalten, im Austausch mit anderen Objekten einen orbus visueller Sinnstiftung jenseits der Welt des Nutzens zu bewahren.

Eine nicht weniger tiefgründige Wirkung ereichte Winckelmanns ungleicher Zwilling, Giovanni Battista Piranesi. Wie Winckelmann von der Antike besessen, ging er zur selben Zeit, zu der die »Geschichte der Kunst des Alterthums« entstand, einen gänzlich anderen Weg. Als Architekt ohne Aufträge mit dem Stillstand Italiens besonders schmerzlich konfrontiert, sah er in Rom weniger die Freiheit des Lebens als die Erstarrung aller Produktivität. Auch Piranesi stand mit seiner Zeit in schroffem Konflikt, und auch er sah einen Ausweg in der Antike, aber er setzte nicht auf das antike Athen, sondern das alte Rom, nicht auf die Demokratie der Griechen, sondern die Technik der Römer, nicht vornehmlich auf Skulptur, sondern Architektur, nicht auf die Zeit der Schönheit, sondern auf die der harten und erhabenen Notwendigkeit, und schließlich nicht auf die kategoriale Unterwerfung des Nutzens durch die Schönheit oder auf eine Spaltung von Kunst und Technik, sondern auf eine Schönheit, die dem Nutzen unterworfen ist und die den Vorgaben der technischen Errungenschaften folgt.

Schon im Jahre 1760 hat Piranesi seine vorauseilende Antwort auf Winckelmanns Schrift mit Hilfe des Vitruv entlehnten Diktums niedergelegt, die Kunst sei durch »Fermezza, utilità, belezza« (Festigkeit, Nützlichkeit, Schönheit) bestimmt[227]. In jene mittlere Stellung, die Winckelmann der »Schönheit« vorbehalten hatte, setzt Piranesi die »Nützlichkeit«, um von der kargen Funktionalität der Nutzbauten die gültige Form der Schönheit abzulesen. Im Gegensatz zu Winckelmann redet Piranesi damit den Nützlichkeitsverfechtern das Wort, aber nicht, um die Kunst aus der Reihe der wertvollen Tätigkeiten auszuschließen, sondern um Kunst und Technik, Zweck und Form im Sinne einer Antikenrezeption zu versöhnen, die futuristische Züge hat.

Piranesis Rekonstruktionen des antiken Rom stellen insofern eine neue Etappe in der Geschichte der Archäologie dar, als sie im Sinne einer frühen Industriearchäologie Tiefeneinblicke in die Konstruktion der antiken Anlagen bieten und nicht am Verfall, sondern an den technischen Bedingungen der Erbauung interessiert sind. Piranesi entwickelt immer dann besonders kühne Perspektiven, wenn er den Blick nicht auf die überirdische Oberfläche, sondern

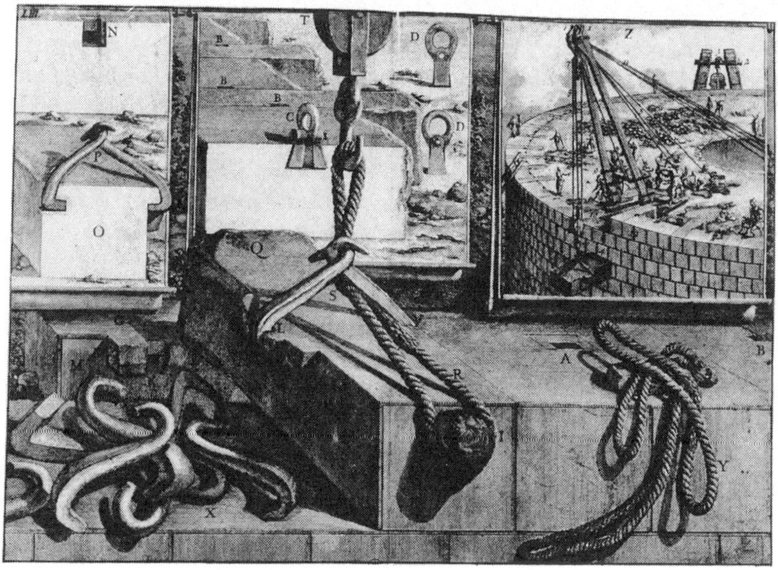

Abb. 36: Antike Hebewerkzeuge für die Errichtung des Grabmals der Cecilia Metella, Radierung von Giovanni Battista Piranesi, in: Antichità Romane, 1748

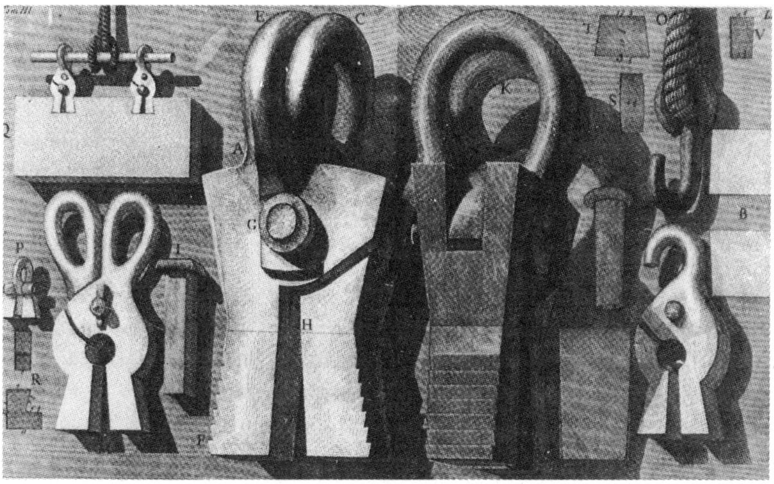

Abb. 37: Antike Werkzeuge für die Errichtung des Grabmals der Cecilia Metella, Radierung von Giovanni Battista Piranesi, in: Antichità Romane, 1748

die unterirdischen Substruktionen richtet. Sein elementares Interesse für die megalomane Technik der Römer zeigen Stiche, auf denen auch die technischen Instrumente von Kränen bis zu Schnappschäkeln gezeigt sind (Abb. 36/37). Im Anklang an die von Aldrovandi beschriebenen Naturskulpturen endet der Begleittext mit dem Hinweis, daß die nur roh bearbeiteten, mächtigen Quader den Eindruck machten, »mehr von der Natur als von der Kunst« geschaffen worden zu sein[228]. Mit diesem Rückgriff auf das Konzept des Naturkunstwerkes schließt Piranesi den historischen Vierschritt kurz, den Winckelmann gesprengt hatte.

Der historische Fluchtpunkt von Piranesis gigantomanen Visionen liegt denn auch tief in der Frühgeschichte Roms im 6. Jahrhundert vor Christus, als der etruskische König Servius Tullius der Legende zufolge die erste Stadtmauer errichtet, die Abwässeranlagen durch die Stadt gelegt und das erste Gefängnis als Gefäß einer unerbittlich strengen Gerechtigkeit gebaut hatte. Piranesis zwischen 1760 und 1764 vorgelegte Rekonstruktionen dieses Gefängnisses und der Cloaca Maxima münden in die Analyse einer zeitgenössischen Stadtmauer, der »Antichità di Cora« (Abb. 38), die Piranesi zu einer Art Stonehenge der Etrusker dramatisiert[229]. Wie Winckelmann aber die politische Frage des hohen Stiles auf die Gegenwart überträgt, so verlängert auch Piranesi die Problematik der Technik bis in seine Zeit, indem er den modernen Zweckbau eines seiner Freunde mit ebensolcher Akribie und Imaginationskraft wie die antiken Bauten und Geräte aufnimmt (Abb. 39).

Wenn es auch keinen Künstler oder Ingenieur gab, der eine tiefe Antikensehnsucht derart stark mit dem Glauben an Maschinen verbunden hat wie Piranesi, so war er doch kein blinder Futurist. Die zweite Fassung seiner »Carceri«, in der die Menschen als insektenhafte Attribute riesiger Architekturen und mechanischer Geräte erscheinen, bildet den schwarzen Hintergrund seiner Technikutopie. Die Flaschenzüge, Balken, Hebel, Ketten und andere Bauinstrumente wie z.B. riesige Schwungräder (Abb. 40) sind die Requisiten von Folterkammern[230]. Diese Visionen mögen zunächst als wildgewordene Phantasien des mechanistischen Weltbildes verstanden werden. Adam Fergusons wenige Jahre später (1767) geäußerte Bemerkungen zur problematischen Seite der Industrialisierung lassen jedoch nicht ausschließen, daß Piranesi auch bereits Berichte seiner englischen Freunde reflektiert. Da bei der Bedienung der Maschinen mechanische Tätigkeiten gefordert seien, die gedankenlos und maschinell ausgeführt werden müssen, prosperieren Ferguson zufolge »Manufakturen am meisten, wo der Geist am wenigsten beansprucht wird, und wo die Werkstatt mühelos als eine Maschine betrachtet werden kann, deren Teile Menschen sind«[231].

Winckelmanns Aufruf zur Nachahmung der antiken Skulptur und Piranesis Fixierung auf die antike Technik bilden siamesische Zwillinge des Fortschritts, die trotz ihrer Gegenpositionen untrennbar verbunden sind und aufeinander bezogen bleiben. Im Jahre 1776 erschien die deutsche Übersetzung

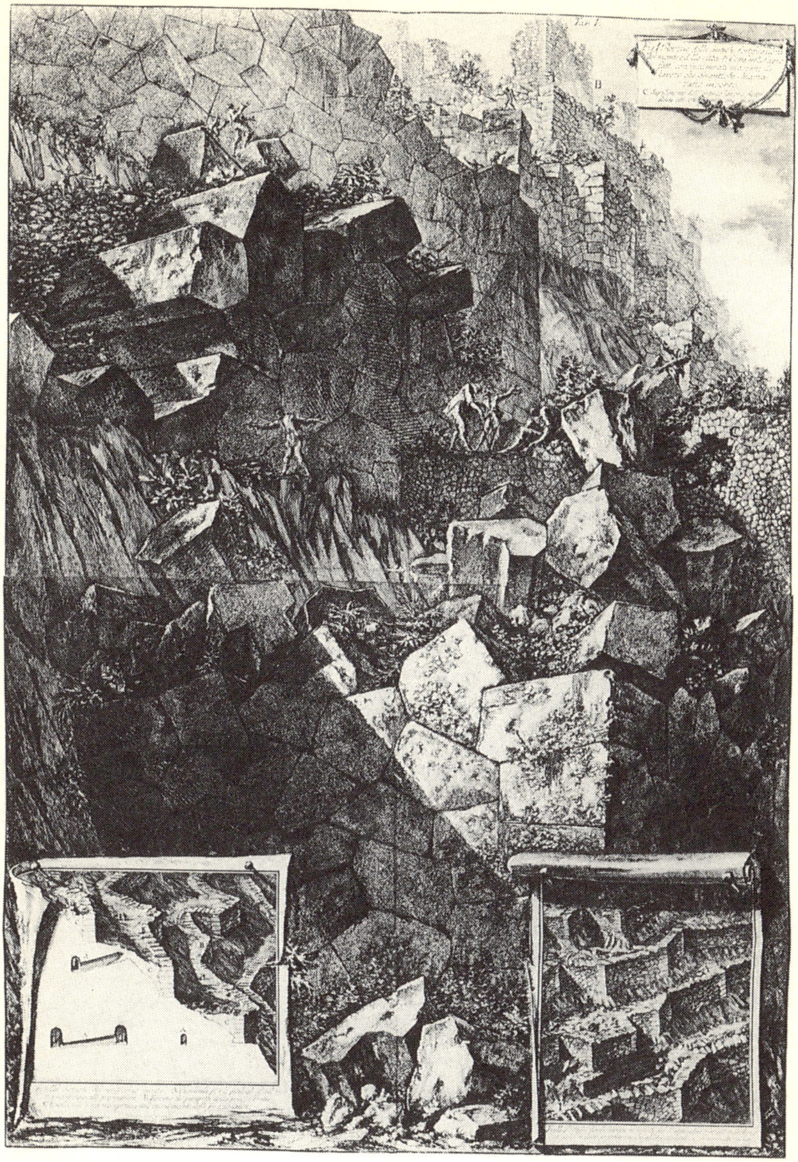

Abb. 38: Stadtmauer von Cora,
Radierung von Giovanni Battista Piranesi,
in: Antichità di Cora, 1764

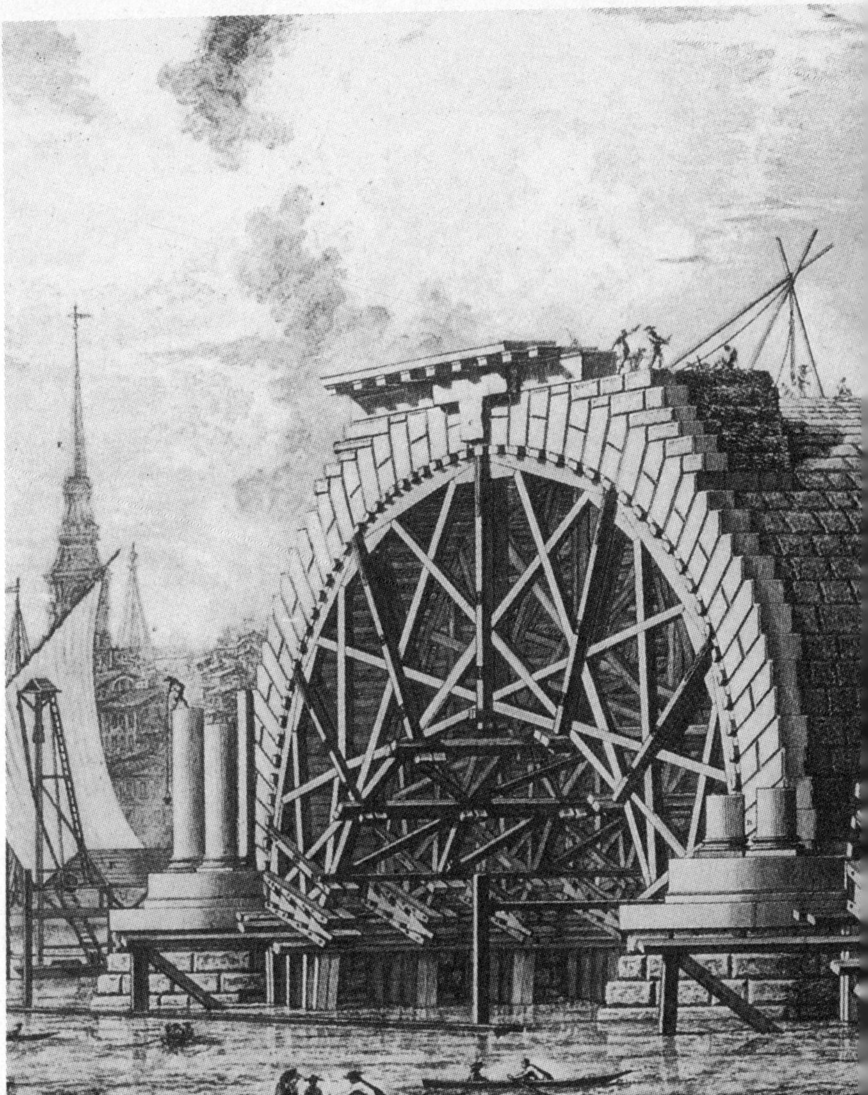

Abb. 39: Bauzustand der Blackfriars Bridge im Jahre 1764, Radierung von Giovanni Battista Piranesi

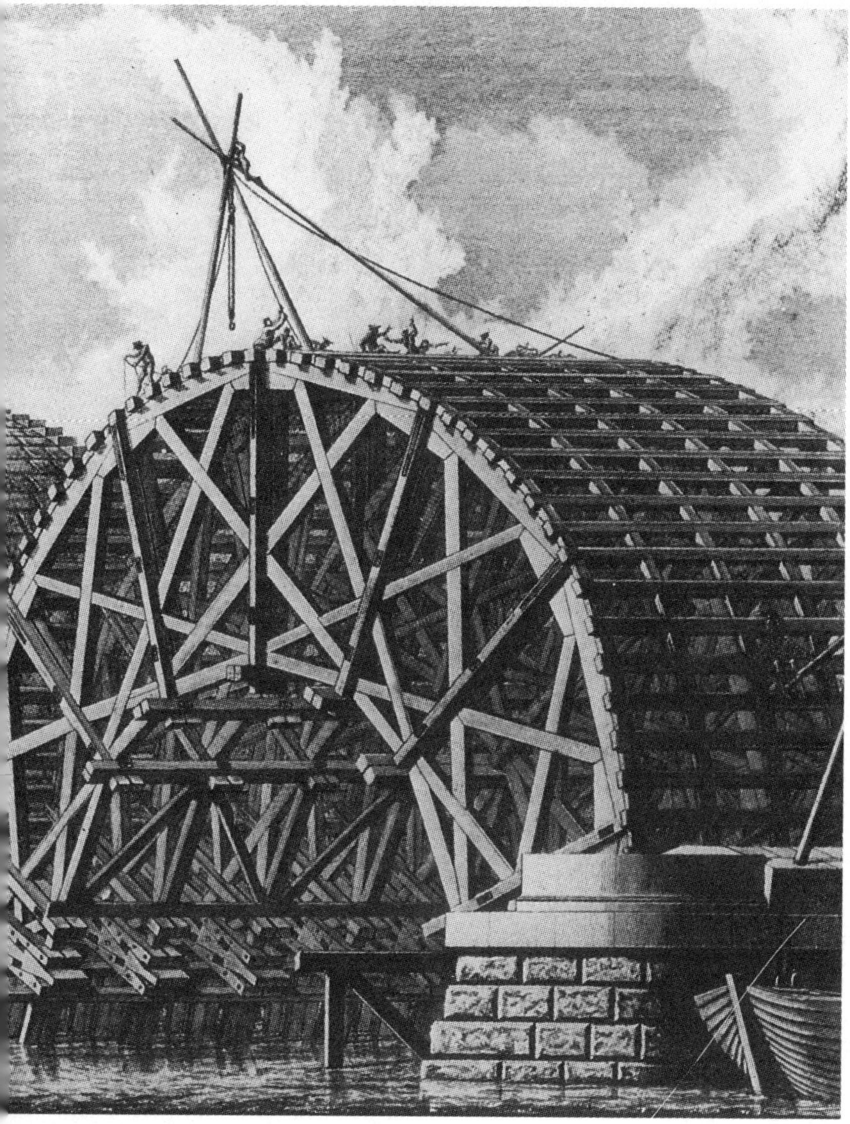

nach einer Zeichnung von Robert Mylne, 1766,
London, British Museum

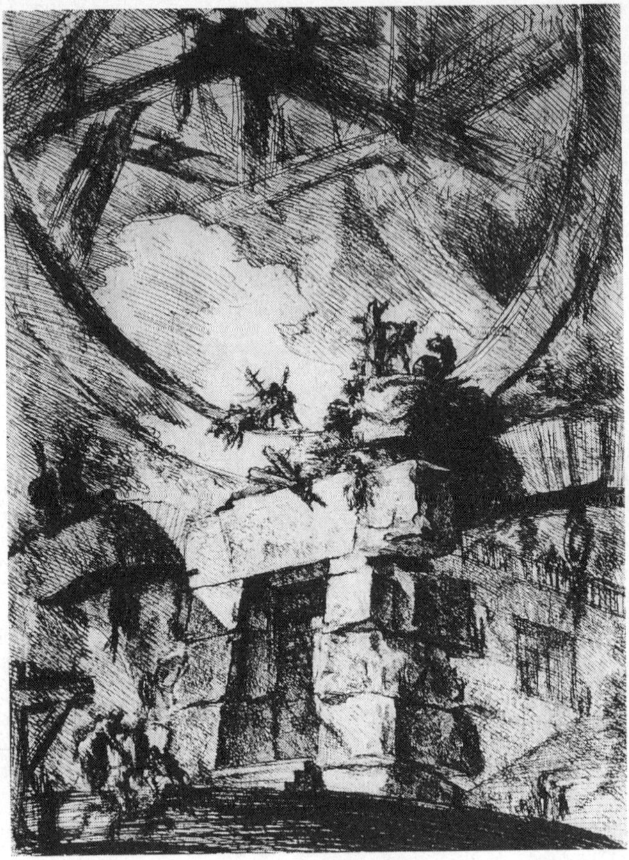

Abb. 40: Riesenrad im Kerker,
Radierung von Giovanni Battista Piranesi,
in: Carceri d'Invenzione, ca. 1760

von William Baileys prachtvollem Maschinenbuch »The Advancement of Arts« mit einem Frontispiz des Münchner Kupferstechers Georg Michael Weissenhahn, das die Antike als einen arkadischen Zielort der modernen Maschinerie aufruft (Abb. 41)[232]. In der Unversöhnlichkeit der antiken, mit künstlerischen Werkzeugen ausgestatteten Idylle und der aseptischen Kühle der Maschinen wird die Abgrenzung der Technik von der Kunst exemplarisch thematisiert, um im selben Moment den Wunsch nach Zusammenführung wachzuhalten. Auch nach der Trennung von Kunst und Technik, dies lehrt das Frontispiz, hören beide Bereiche nicht auf, die Spaltung nicht nur als Gewinn an Autonomie, sondern auch als Verlust zu empfinden – von seiten der Kunst als Verzicht auf Verantwortlichkeit und »Leben«, von seiten der Technik als Preisgabe von Freiheit und Spiel.

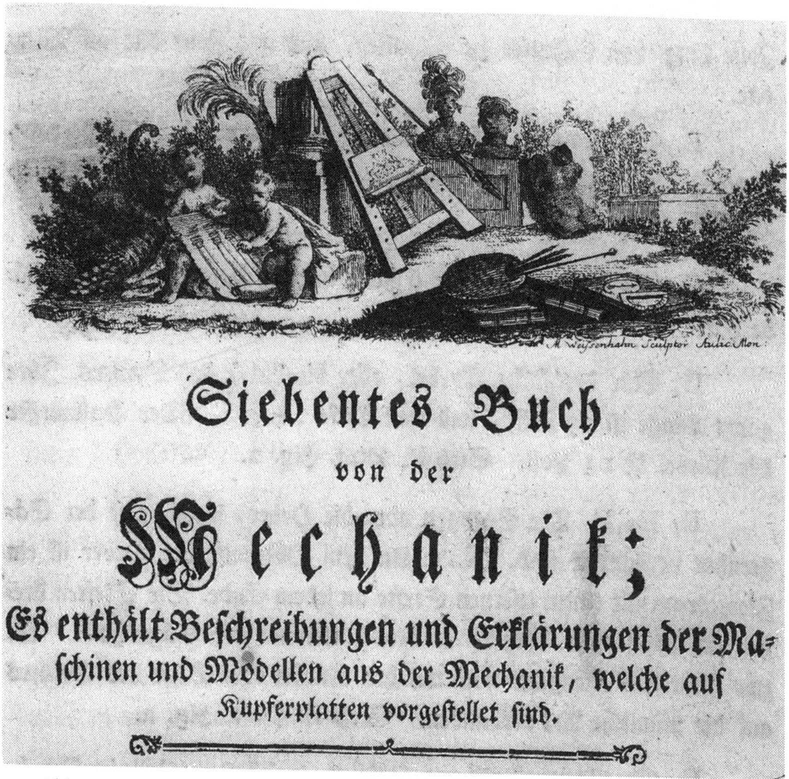
Siebentes Buch
von der
Mechanik;
Es enthält Beschreibungen und Erklärungen der Maschinen und Modellen aus der Mechanik, welche auf Kupferplatten vorgestellet sind.

Abb. 41: Künste in Arkadien, Kupferstich von Georg Michael Weissenhahn, in: William Bailey, Die Beförderung der Künste, der Manufakturen und der Handelsschaft, 1776

Im »Marionettentheater« (1810) nimmt Heinrich von Kleist den von Winckelmann hypostasierten Gegensatz zwischen der Grazie antiker Statuen und dem Zwangscharakter gewollter Bewegungen auf. Ein junger, vor dem Spiegel sitzender Mann hatte zufällig die Haltung des antiken »Dornausziehers« eingenommen und dessen Grazie unbewußt nachgeahmt. Aufgefordert, die Stellung nochmals zu wiederholen, schien sich jedoch »eine unsichtbare und unbegreifliche Gewalt (...), wie ein eisernes Netz, um das freie Spiel seiner Gebärden zu legen«[233]. Kleists Charakterisierung der durch zu viel Bewußtsein bewirkten Künstlichkeit der Bewegungen kommt jenen Worten nahe, mit denen Ferguson beschrieben hatte, wie der Zwang zur maschinellen Bewegung das Bewußtsein herabdrückt; kurz nach 1800 hatte Dugald Stewart gar von Manufakturarbeitern als »living automatons« gesprochen»[234]. So ähnlich die Worte klingen, so haben sie doch eine unterschiedliche Zielrichtung. Kleist geht es nicht um eine Betrachtung der Effekte der Industrialisierung, wie sie seit Jean Pauls »Unterthänigster Vorstellung« (1789) in der Literatur immer wieder vorgebracht wurde, sondern um einen Kommentar zur verhängnisvollen Spaltung des Ich in Ratio und Gefühl und zum Verlust ursprünglicher Anmut, die für ihn kaum mehr durch eine Rückkehr zur vorbewußten Natürlichkeit wiedergewonnen werden kann, sondern, im Anklang an Platons Drahtpuppengleichnis, durch ein Voranschreiten zur künstlichen Anmut der Marionette[235]. Auf eigenwillige Weise zieht Kleist damit auch eine letzte Symbiose von Antikensehnsucht und Maschinenglauben. Die Anmut der antiken Skulptur läßt die Entzweiung des modernen Menschen schmerzlich bewußt werden. Gerade das Bewußtsein aber verhindert, zum antiken Ideal durch pure Nachahmung zurückzukehren. Die freie Ursprünglichkeit der Antike ist nurmehr durch eine futuristisch-paradiesische Preisgabe der Reflexion zu erreichen, wie sie die bewußtlose Grazie der Marionette und des automatenhaften Gliedermannes repräsentiert.

In E.T.A. Hoffmanns »Sandmann« (1816)[236] jedoch wird alle Hoffnung auf eine gemeinsame Erfüllung von Antikensehnsucht und Maschinenglauben grausig und ironisch zu Grabe getragen. In die »Automate« seiner Erzählung verliebt sich der unglückliche Held bis zum selbstzerstörerischen Wahnsinn. Ihr Name ist »Olimpia«.

Foucaults Sandbild

Die spannungsvolle Einheit von Antikensehnsucht und Maschinenglauben war zerbrochen. Dennoch hat die Kunstkammer ihren Anspruch weiter vermitteln können, und dies nicht nur im Bereich der Kunstmuseen. Momente einer künstlerischen Wiederkehr bildeten die metaphysischen, an Sammlungen erinnernden Räume Giorgio de Chiricos, in denen antikisierende Mannequinos jene Spannung von Automat und antiker Skulptur, von der bereits die einleitend erwähnte Cellini-Episode zehrte, bewahren, und auch die »Histoire Naturelle« Max Ernsts war jener pensée sauvage verpflichtet, die das gedankliche Ferment der Kunstkammern abgegeben hatte[237]. Reflexe des in den Kunstkammern geschulten Denkens blieben in der Stilgeschichte, der Psychoanalyse und der Ikonologie lebendig: überall dort, wo die Erkenntnis, daß der Geist, wenn er schöpferisch sein will, spielen muß und daß das Wesen, der Kern einer Anstrengung oder einer Person nicht im Zentrum oder dem geradlinigen Weg dorthin, sondern in den freien, von vordergründigen Zwecken fernen Begleiterscheinungen zu erfassen ist, bewahrt blieb[238].

Gegenüber diesen Traditionssträngen, die im Licht des vorgelegten Versuches eine Bestärkung erfahren, sind andere Denkmuster in Frage zu stellen. Hierzu gehört Michel Foucaults »Archäologie der Humanwissenschaften«. Sie endet mit der Möglichkeit, daß der Mensch »verschwindet wie am Meeresufer ein Gesicht im Sand«[239]. Gerade jene Sammlungs- und Ordnungssysteme der frühen Neuzeit, denen Foucaults Analyse zugrunde lag, vermögen seinen neobarocken Griff in die Topik der Vergänglichkeit jedoch nicht zu stützen. Sie erweisen nicht etwa, daß durch die Lösung des Bezuges der Naturgegenstände zum Menschen und durch die »Absprengung« jedweden humanen und semantischen Sinnes von den Gegenständen jene Relativierung des Humanen einsetzte, die dessen Ende denkbar werden läßt, sondern daß die visuelle Gestaltung der Sammlungen einen frühen Schlüssel zur Entwicklungsgeschichte in der Hand hielt, noch bevor den Objekten die Sinnbefrachtung abgestreift worden war. Sinnhaftigkeit und Entwicklungsdenken waren keine Alternativen, und damit stellt sich auch das Ende der modernen Anthropologie nicht oder zumindest nicht in der historischen Perspektive von Foucault[240].

Seine Analyse lebt von der Kritik jener interpretativen Sprache, in der alle Ereignisse und Dinge zur Fiktion werden. Ihre Schwäche liegt darin, daß sie das visuelle Erlebnis als Vorstufe zur sprachlichen Fassung und nicht etwa als ein Medium begreift, in das die Sprache historisch und anthropologisch eingebettet ist. Wenn Foucault die Sammlungen als »Buch der Strukturen« deutet, liest er das Visuelle nach Maßgabe der Grammatik[241]. Indem die Kunstkammern verschiedene Sammlungsobjekte in einen visuellen Austausch brachten, betonten sie jedoch die metamorphotische Potenz der Materie, und gerade in der Vermischung von Naturobjekten mit Werken der Kunst und der Technik wurde die Historizität der Stoffe, und nicht etwa die geschichtslose Logozentrik der sprachlichen Nomenklatur vermittelt. Die zwischen Parmigianinos Sammler (Abb. 3) und Mazarins Galerie (Abb. 16) aufgebauten Glieder der Sammlungskette stellten nicht etwa Fixpunkte der Stillstellung, sondern Momentaufnahmen der Bewegung der Materie dar. Die Transformation der bildschöpferischen Natur über die Antike und das nachantike Kunstwerk bis zur Maschine folgte nicht vorrangig einem Drang zur trennenden Ordnung, sondern einem Wunsch nach Präzisierung der Übergänge. Die Kunstkammern boten nicht nur eine Verklammerung von Zeugnissen historisch, geographisch und ethnisch fremder Kulturen sowie aller Bereiche der Natur, sondern auch einen Übungsraum der Verschmelzung von Sinn und Form oder, um eine jüngere Charakterisierung aufzunehmen, von »Sichtbarem und Unsichtbarem«[242].

Turings »tape«

Eine der eindrucksvollsten Metaphern der Kunstkammer hatte Majors Vergleich des adamitischen Gehirnes mit einer Tafel, die durch den Sündenfall gelöscht wurde, die aber darauf wartet, »daß wiederumb und aufs neu was darauf-notiret werden kan«[243], geprägt. Dieses Motiv geht auf Platons Diktum von der Seele als einem wächsernen, durch immer neue Abdrücke veränderbaren Guß zurück, der in der Sepulkralkunst des 15. Jahrhunderts in eine leere, die reine Seele symbolisierende »tabula ansata« verwandelt worden war. Als weiße Tafel symbolisierte es in der Kunsttheorie des Manierismus die schöpferische, die gesamte menschliche Erfindungskraft umfassende Eingebungskraft des disegno[244]. Als Archiv und Stütze des menschlichen Gedächtnisses schlug Bacon dann ein ganzes System von »tabulae« vor[245], und Saavedras Prinzenbuch enthielt eine weiße Leinwand, Emblem des leeren Gehirnes, in das Wissen und Moral durch Erziehung »gleichsam als auff einer reinen Tafel« eingetragen werden müssen (Abb. 42); in dieser Tradition steht schließlich auch Lockes »white paper«[246].

Eine seltsame Neuauflage hat diese Metapher in Alen M. Turings 1936 verfaßten »Computable Numbers« erfahren, in denen das Bild eines zunächst leeren Streifens (tape) verwendet ist, der durch immer neue Eintragungen (squares) gefüllt wird[247]. Dieser »tape« ist seither als »Tafel«, auf der »gespielt« wird, zu einem zentralen Bild des Programmierens geworden: »Der Programmierer-Gott macht die Welt nicht ein für allemal, sondern viele Male (...). Das Universum verhält sich wie ein Programm, bis es abstürzt oder wild wird, und dann wird die Tafel saubergewischt, und ein neues Spiel beginnt«[248].

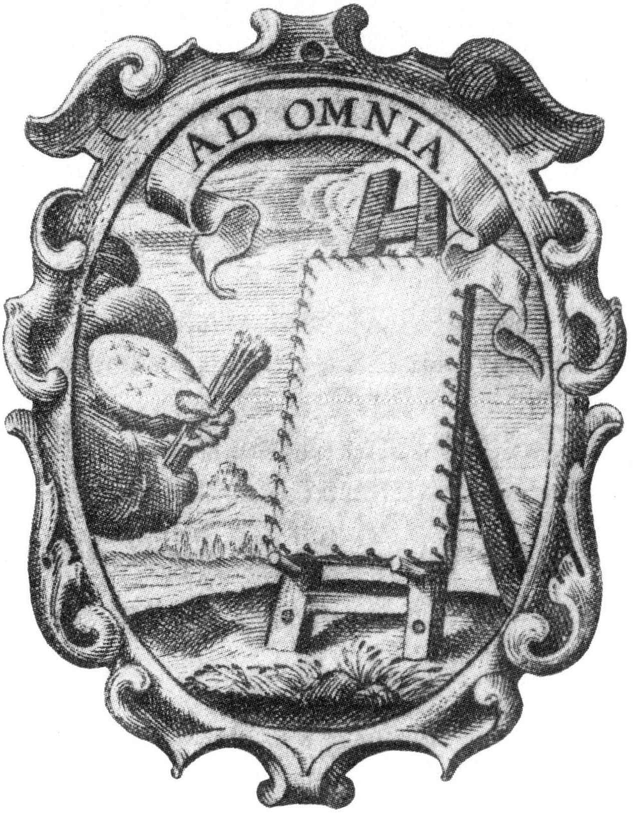

Abb. 42: Weiße Leinwand als Gehirn,
Illustration in: Didaco Saavedra Faxardo,
Abriß Eines Christlich-Politischen Printzens, 1700
[span. Erstausgabe 1640]

Ob diese Wiederkehr der »Tafel« einer zufälligen Übereinstimmung der Metaphern oder einem bewußten Rückgriff entsprang, ist nicht zu erschließen. In jedem Fall ist die Verwandtschaft der Bilder symptomatisch. Indem die spielerische Bemalung oder Beschriftung einer leeren Tafel in der Welt der Computer weiterlebt, beerbt das 20. Jahrhundert die theoretische Essenz der Kunstkammer. Und wenn ein jüngerer Versuch, den biologischen Evolutionsprozeß via Computer nachzustellen, die Erschaffung neuer Arten zu simulieren und diese aus der Unzahl von Möglichkeiten zu selektieren und zu ordnen, als ein Versuch gewertet wird, »den Graben zwischen Kunst und Wissenschaft« zu überwinden, »um zu versuchen, beide Kulturen zu bereichern«, so führt dies zu jener Einheit von Natur und Kunsttechnologie zurück, die für die Kunstkammern bestimmend war und die in Bacons System des Wissens den Übergang von der zweiten zur dritten Klasse der Naturgeschichte eingenommen hatte[249]. Ohne sich bewußt zu sein, daß hier ein altes Problem vorliegt, wird die menschliche ars erneut zum Modell eines Nachvollzugs der spielerischen Evolutionskräfte der Natur. Die Glaubwürdigkeit derartiger Konzepte ist damit weder bestätigt noch widerlegt. In jedem Fall aber zeigt sich, daß auch der neueste Futurismus im herkömmlichen Metaphernreservoir der Kunstgeschichte und der historischen Kunsttheorie verbleibt.

Niemand will das bedachte Chaos der Kunstkammer als *Museum* zurück. Aber angesichts dessen, daß sich die Grenzen von Kunst, Technik und Wissenschaft auf ähnliche Weise zu öffnen beginnen, wie dies die Kunstkammer vorgeführt hatte, erhält ihre Schulung visueller Assoziations- und Denkvorgänge, die den Sprachsystemen vorauslaufen, eine Bedeutung, die den urspünglichen Stellenwert womöglich noch übertrifft. Die hochtechnisierten Gesellschaften durchleben eine Phase der kopernikanischen Wende von der Dominanz der Sprache zur Hegemonie des Bildes. Die Kunstkammer, die schon einmal fast vollständig auf das Denken in und durch Bilder gesetzt hatte, lehrt, daß Disziplinen wie die Mathematik, die Sprachwissenschaft, die Psychiatrie und die Neurobiologie, um Beispiele von Fächern zu nennen, die zunehmend auf die Analyse assoziativ, »chaotisch« oder kontrolliert entstandener Bilder setzen, gleichsam blind blieben, wenn sie das von der Kunstgeschichte aufgehäufte historische Material ignorieren würden[250]. Die Welt der digitalisierten Bilder ist ohne Kenntnis der Kunstgeschichte nicht im Ansatz zu begreifen. Die Kunstgeschichte ihrerseits steht vor der vielleicht bedeutendsten Herausforderung ihrer über vierhundertjährigen Geschichte. Sie könnte dieser Zukunftsaufgabe auch in der Gewißheit begegnen, daß es einstmals Kunstkammern gab.

Anmerkungen

Bei Übersetzungen sind die Originaltexte nur dann im Wortlaut zitiert, wenn ein Vergleich der Terminologie für das genauere Verständnis unerläßlich schien.

1. Benvenuto Cellini, La Vita, II/XLI, in: ders., Opere (Hg.: Bruno Maier), Mailand 1968, S. 470–473; hier zit. nach der Übers. von Heinrich Conrad, Das Leben des Benvenuto Cellini, Stuttgart 1909, S. 189–192. Vgl. Alexander Perrig, Michelangelo Studien IV. Die »Michelangelo«-Zeichnungen Benvenuto Cellinis, Frankfurt/M. 1977, S. 37
2. Stich seiner Mutter Madeleine Cochin nach einer Zeichnung des sechzehnjährigen Charles-Nicolas, nach: Samuel Rocheblave, Charles-Nicolas Cochin. Graveur et Dessinateur, Paris/Brüssel 1927, S. 73
3. Voltaire, Sixième discours sur la nature de l'homme, in: ders., Mélanges (Hg.: Emmanuel Berl), Dijon 1961, S. 235. Vgl. André Doyon/Lucien Liaigre, Jacques Vaucanson. Mécanicien de Génie, Paris 1966, S. 49 ff; Hans Stöcklein, Leitbilder der Technik. Biblische Tradition und technischer Fortschritt, München 1969, S. 79
4. Julien Offray de La Mettrie, L'Homme machine (Hg.: Gérard Delaloye), Ütrecht 1966, S. 145; ders., Der Mensch als Maschine (Übers.: Bernd A. Laska), Nürnberg 1985, S. 83. Vgl. Arno Baruzzi, Mensch und Maschine. Das Denken sub specie machinae, München 1973, S. 79 ff
5. Alfred Chapuis/Edmond Droz, Les Automates des Jaquet-Droz, Neuenburg (Schweiz) o. J.
6. Antikensammlungen im 18. Jahrhundert (Hg.: Herbert Beck u.a.), Berlin 1981
7. Johann Wolfgang von Goethe, Dichtung und Wahrheit, in: Goethes Werke (Hg.: Erich Trunz), Bd. IX, München 1978, S. 501
8. Ebda., S. 502
9. Etienne Bonnot de Condillac, Traité des sensations [1754], Tours 1984, Kap. 4/9, S. 266, hier zit. nach der Übers. von Eduard Johnson/Lothar Kreimendahl, Abhandlung über die Empfindungen, Hamburg 1983, S. 214.
10. Andreas Blühm, Pygmalion. Die Ikonographie eines Künstlermythos zwischen 1500 und 1600, Frankfurt/M. u.a. 1988, S. 108 f
11. Wolf Lepenies, Das Ende der Naturgeschichte. Wandel kultureller Selbstverständlichkeiten in den Wissenschaften des 18. und 19. Jahrhunderts, Frankfurt/M. 1978, S. 41 ff
12. Immanuel Kant, Von den verschiedenen Racen der Menschen, 3, Anm. 1, in: ders., Gesammelte Schriften (Hg.: Königlich Preußische Akademie der Wissenschaften), Bd. II, 1905/12, S. 434
13. Julius von Schlosser, Die Kunst- und Wunderkammern der Spätrenaissance. Ein Beitrag zur Geschichte des Sammelwesens, Braunschweig 1978 (nach der 2. Ausgabe 1923). Seither haben Untersuchungen zu diesem Sammlungstyp nicht nachgelassen, aber gerade in den letzten Jahren ist er besonders intensiv untersucht worden. Einen anspruchsvollen Versuch, ihn authentisch nachzustellen, bietet: The Age of Marvelous (Hg.: Joy Kenseth), Hood Museum of Art. Dartmouth College, Hanover (New Hampshire) 1991. Für den Raum der Niederlande: De *wereld* binnen handbereik. Nederlandse kunst- en raiteitenverzamelingen, 1585–1735, Ausstellungskatalog, 2 Bde., Amsterdam 1992. Ein umfassendes und komplexes, nach Materialien und nach einzelnen Sammlern gegliedertes Bild der naturgeschichtlichen Sammlungen Frankreichs entwickelt Antoine Schnapper, Le Géant, la Licorne et la Tulpie. Collections et Collectionneurs dans la France du XVIIe Siècle, Bd. I, Histoire et histoire naturelle, Paris 1988. Eine frühere Arbeit vornehmlich aus italienischer Sicht: Adalgisa Lugli, Naturalia et Mirabilia. Il Collezionismo Enciclopedico nelle Wunderkammern d'Europa, Mailand 1983.

14. Vgl. Leonardos Vorstellung von Sonne und Licht als Quelle und Ziel aller Bewegung: Joachim Otto Fleckenstein, Leonardo nella Scienza e nella Tecnica, Atti del Simposio Internazionale di Storia della Scienza, 23.–26. Juni 1969, 1975 o.O., S. 30–35

15. Ulisse Aldrovandi, Delle statue antiche, che per tutte Roma, in diversi luoghi, e case si veggono, Venedig 1562 (Reprint Hildesheim/New York 1975)

16. Ulisse Aldrovandi, Musaeum Metallicum, Bologna 1648, S. 746–779, hier: 775. Vgl. zu Aldrovandi: Michel Foucault, Die Ordnung der Dinge. Eine Archäologie der Humanwissenschaften, Frankfurt/M. 1971, S. 168 ff und Jurgis Baltrusaitis, Imaginäre Realitäten. Fiktion und Illusion als produktive Kraft, Köln 1984, S. 75. Zu Zufallsbildern der Natur allgemein: ebda., S. 55 ff und Horst Woldemar Janson, Chance Images, in: Ph. P. Weiner (Hg.), Dictionary of the History of Ideas: Studies of Selected Pivotal Ideas, Bd. I, 1973, S. 340–353 sowie Lugli (s. Anm. 13), S. 104 ff

17. Michele Mercati, Metallotheca, opus posthumum opera studio Joannes Mariae Lanciscu illustratum, Rom 1717, S. 24, 25, 27. Zu Anton Eisenhoits zugehörigen, zwischen 1578 und 1585 geschaffenen Kupferstichen: Anna Maria Kesting, Anton Eisenhoit, ein westfälischer Kupferstecher und Goldschmied, Münster 1964, S. 56–59 sowie Gisela Luther, Stilleben als Bilder der Sammelleidenschaft, in: Stilleben in Europa, Ausstellungskatalog, Münster/Baden-Baden 1980, S. 88–128, hier: 110 f

18. Turin, Archivio di Stato, Cod.a.III.14.J.12, fol.287r; zum »museum«: fol. 229r, 230r–231r. Zumindest in Ligorios Zeit als Bauleiter von St. Peter müssen sich Ligorio und Mercati beständig begegnet sein. Zum Ornithon: Marcus Terrentius Varro, Rerum Rusticarum, Bd. III, 5, 9 f.

19. Alexander Perrig, Masaccios »Trinità« und der Sinn der Zentralperspektive, in: Marburger Jahrbuch für Kunstwissenschaft, Bd. 21, 1986, S. 11–43, hier: 18 f, 27

20. Arundel Castle. Zum Bildnis des Earl: O. Ter Kuile, Daniel Mijtens. »His Majesties Picture-Drawer«, in: Nederlands Kunsthistorisch Jaarboek, Bd. 20, 1969, S. 1–106, hier: 43 ff; David Howarth, Lord Arundel and his Circle, New Haven/London 1985, S. 57 ff

21. Zum »Bild im Bild«: Martin Warnke, Italienische Bildtabernakel bis zum Frühbarock, in: Münchner Jahrbuch der bildenden Kunst, Bd. 19, 1968, S. 61–102. Zur Reliquientradition: Wilhelm Sebastian Heckscher, Die Romruinen. Die geistigen Voraussetzungen ihrer Wertung im Mittelalter und in der Renaissance, Phil. Diss. Hamburg, Würzburg 1936, S. 26 ff

22. Hier nach der zweiten Auflage: Jacques Besson (Iacobus Bessonus), Theatrvm Instrvmentorvm et Machinarvm, Lyon 1578, Abb. 30

23. Lucius Caecilius Firmianus Lactantius, Epitome Divinarum Institutionum, in: Migne PL, VI/1, Sp. 1033. Vgl. Reinhard Steiner, Prometheus. Ikonologische und anthropologische Aspekte der bildenden Kunst vom 14. bis zum 17. Jahrhundert, München 1991, S. 29 f und Olga Raggio, The myth of Prometheus. Its survival and metamorphoses up to the eighteenth century, in: Journal of the Warburg and Courtauld Institutes, Bd. 21, 1958, S. 44–62

24. Caius Plinius Secundus, Naturalis historia, XXXIII, 4, 8; XXXVII, 1, 2. Vgl. Raggio (s. Anm. 23), S. 50–53

25. Schedelsche Weltchronik [1493], fotomech. reprint, Grünwald bei München 1975, S. XXVIII

26. Der Daumen und die zwei vorderen Finger sind nicht original, werden aber der ursprünglichen Form nahekommen. Auch im Fall einer willkürlichen Anstückung würde das hier gewählte Attribut des Sammlers und Händlers Imhoff den skizzierten Zusammenhang bekräftigen. Vgl. Der Mensch um 1500. Werke aus Kirchen und Kunstkammern, Ausstellungskatalog, Berlin 1977, S. 51, 53

27. Giulio Camillo, L'Idea del Theatro, Florenz 1550, S. 79–81. Neuausgabe: (Hg.: Lina Bolzoni), Palermo 1991, S. 166–170. Vgl. Richard Bernheimer, Theatrum Mundi, in: The Art Bulletin, Bd. 28, 1956, S. 225–247, hier: 225–231; Frances A. Yates, Gedächtnis und Erinnern. Mnemotechnik von Aristoteles bis Shakespeare, Weinheim/Berlin 1990, S. 131 f; Ar-

chitettura e Utopia nella Venezia del Cinquecento, Ausstellungskatalog, Venedig 1980, S. 209 ff und Steiner (s. Anm. 23), S. 179 f; Lugli (s. Anm. 13). S. 77 ff

28. Zum Studiolo vgl. Scott Jay Schaefer, The studiolo of Francesco I de'Medici in the Palazzo Vecchio in Florence, Phil. Diss. Bryn Mawr College 1976, Ann Arbor 1976 sowie Marco Dezzi Bardeschi u.a., Lo Stanzino del Principe in Palazzo Vecchio. I concetti, le immagini, il desiderio, Ausstellungskatalog, Florenz 1980. Revision der hier rekonstruierten Ordnung: Michael Rinehart, A Document for the Studiolo of Francesco I, in: Art the Ape of Nature. Studies in Honor of Horst Woldemar Janson (Hg.: Moshe Barash/Lucy Freeman Sandler), New York 1981, S. 275–289. Vincenzo Borghini, Inventione, in: Karl Frey, Der literarische Nachlaß Giorgio Vasaris, Bd. II, München 1930, S. 886–91; hier zit. nach Wolfgang Liebenwein, Studiolo. Die Entstehung eines Raumtyps und seine Entwicklung bis um 1600, Berlin 1977, S. 155 f. Vor dem Hintergrund der Sammlungsgeschichte relativiert sich die These Steiners, daß Prometheus seine Rolle als »Fortschrittsheiliger« erst seit dem 18. Jahrhundert eingenommen habe (Steiner [s. Anm. 23], S. 181).

29. Mazarin. Homme d'Etát et Collectionneur 1602–1661, Ausstellungskatalog, Paris 1961, Kat.Nr. 447

30. Jean Baudoin, Iconologie, ov Explication novvelle de plvsievrs images (...), Paris 1644, S. 118 (Abb. S. 113). Vgl. Klaus Maurice, Die französische Pendule des 18. Jahrhunderts. Ein Beitrag zu ihrer Ikonologie, Berlin 1967, S. 5 ff

31. Christiaan Huygens, Horologium oscillatorium (Hg. u. Übers.: K. E. Becker), Düsseldorf 1977, Nachwort

32. Diego de Saavedra Fajardo, Idea de un príncipe político christiano, München 1640; hier zit. nach der anonymen Übers.: Didaco Saavedra Faxardo, Abriss Eines Christlich-Politischen Printzens, Jena/Helmstedt 1700, Nr. LVII, S. 732. Vgl. allgemein zur Uhrmetaphorik Maurice (s. Anm. 30), S. 25–49; Otto Mayr, Uhrwerk und Waage. Autorität, Freiheit und technische Systeme in der frühen Neuzeit, München 1987 sowie Jörg Jochen Berns, »Vergleichung eines Vhrwercks, vnd eines frommen andächtigen Menschens«. Zum Verhältnis von Mystik und Mechanik bei Spee, in: Friedrich von Spee. Dichter, Theologe und Bekämpfer der Hexenprozesse (Hg.: Italo Michele Battafarano), Trient 1988, S. 101–194

33. Robert W. Scheller, Rembrandt en de encyclopedische kunstkamer, in: Oud Holland, Jg. 84, 1969, S. 81–147, hier: 128 f. Vgl. die Kritik an Schlossers fundamentaler Arbeit zur Kunstkammer (s. Anm. 13). von: Rudolf Berliner, Zur älteren Geschichte der allgemeinen Museumslehre in Deutschland, in: Münchner Jahrbuch der bildenden Kunst, N.F. Bd. V, 1928, S. 327–352, hier: 351, Schaefer (s. Anm. 28), S. 90 ff, sowie Rotraut Bauer, Die Kunstkammer Rudolfs II. in Prag. Ein Inventar aus den Jahren 1607–1611, in: Jahrbuch der kunsthistorischen Sammlungen in Wien, Bd. 72, 1976, S. XI–XXXVIII, hier: S. XIII–XVI. Eine weit über Schlosser hinausgehende Materialsammlung bietet Barbara Jeanne Balsiger, The Kunst- und Wunderkammern: A Catalogue Raisonné of Collecting in Germany, France and England, 1565-1750, Phil. Diss. Pittsburgh 1970, Ann Arbor 1971

34. Samuel Quiccheberg, Inscriptiones vel tituli theatri amplissimi, complectentis rerum vniuersitatis singulas materias et imagines eximias (...), München 1565. Zur Rezeption Camillos: Elisabeth M. Hajós, References to Giulio Camillo in Samuel Quiccheberg's »Inscriptiones vel tituli theatri amplissimi«, in: Biliothèque d'Humanisme et Renaissance, Bd. 25, 1963, S. 207–211. Zur Münchner Kunstkammer: Herbert Brunner, Die Kunstschätze der Münchner Residenz, München 1977, S. 17 ff und Lorenz Seelig, The Munich *Kunstkammer*, 1565–1807, in: The Origins of Museums. The Cabinet of Curiosities in Sixteenth- and Seventeenth-Century Europe (Hg.: Oliver Impey/Arthur MacGregor), Oxford 1985, S. 76–89. Vgl. auch jüngst: Harriet Hauger, Samuel Quiccheberg: »Inscriptiones Vel Tituli Theatri Amplissimi«. Über die Entstehung der Museen und das Sammeln, in: Universität und Bildung. Festschrift Laetitia Boehm zum 60. Geburtstag (Hg.: Winfried Müller u.a.), München 1991, S. 129–139

35. Umgekehrt lag die Aussonderung der Antiken in einem eigenen, ab ca. 1569 errichteten Antiquarium keineswegs im Sinne Quicchebergs. Herzog Albrecht war, abgesehen zahlreicher anderer Acquisitionen im Jahre 1566 durch die Erwerbung der Fuggerschen Bestände schlagartig in den Besitz einer zusätzlichen umfangreichen Antikensammlung gekommen, die den Bau eines eigenen Gebäudes erforderlich machte. Daß hierfür räumliche und keine begrifflichen Gründe vorlagen, geht auch aus der nur zögernden Aussonderung der Antiken aus dem Zentralgebäude hervor (Renate von Busch, Studien zu deutschen Antikensammlungen des 16. Jahrhunderts, Phil. Diss. Tübingen 1973, S. 115 ff). Vgl. zuletzt: Horst H. Stierhof, Zur Baugeschichte des Antiquariums, in: Das Antiquarium der Münchner Residenz (Bearb.: Ellen Weski/Heike Frosien-Leinz), 2 Bde., München 1987, Textbd., S. 18–22

36. Kupferstich von Matthäus Merian, in: Topographia provinciarum Austriacarum, Frankfurt/M. 1649, Text Bl. eI-eII. Der besonderen Vorliebe des Erzherzogs entsprechend, nahmen die beiden ersten der vier Museumstrakte Rüstungen neben Trophäen und Trachten der Gegner, darunter auch eigens der Türken auf, und der letzte Flügel barg neben einer Bibliothek und einem Antiquarium ein besonderes Armarium, die »Heldenrüstkammer«. Die Antiken von Ambras haben im Zusammenspiel mit den Rüstungen vermutlich panegyrische Züge, so daß sie in diesem Fall aus der naturgeschichtlichen Betrachtung ausgeklammert werden müssen (Busch [s. Anm. 35], S. 104).

37. Inventar des Nachlasses Erzherzog Ferdinands in Ruhelust, Innsbruck und Ambras, vom 30. Mai 1596, in: Jahrbuch der Kunsthistorischen Sammlungen des Allerhöchsten Kaiserhauses, Bd. VII/2, 1888, S. CCLXXIX–CCCIII und Bd. X, 1889, S. I–X. Vgl. Die Kunstkammer, Führer durch das Kunsthistorische Museum Nr. 24, Wien, Innsbruck 1977; Elisabeth Scheicher, Die Kunst- und Wunderkammern der Habsburger, 1979, S. 73–136, und Elisabeth Scheicher, The Collection of Archduke Ferdinand II at Schloss Ambras: Its Purpose, Composition and Evolution, in: Origins (s. Anm. 34), S. 28–38. Zur Geschichte der Sammlungsinventare grundlegend: Thomas Ketelsen, Künstlerviten Inventare Kataloge, Ammersbek b. Hamburg 1990, S. 101 ff

38. Scheicher (s. Anm. 37, Collection), S. 33. Besonders eindrucksvoll das in Wien, ursprünglich in Ambras bewahrte Schreibkästchen: Wenzel Jamnitzer und die Nürnberger Goldschmiedekunst 1500–1700, Ausstellungskatalog, Nürnberg 1985, Nr. 21, S. 226 f

39. Bauer (s. Anm. 33), S. XIII–XVI

40. Rotrud Bauer/Herbert Haupt (Hg.), Das Kunstkammerinventar Kaiser Rudolfs II., 1607–1611, in: Jahrbuch der kunsthistorischen Sammlungen in Wien, Bd. 72, 1976. Aus der jüngeren Literatur sind neben Bauer (s. Anm. 33) hervorzuheben: Thomas DaCosta Kaufmann, Remarks on the Collections of Rudolf II: the *Kunstkammer* as a Form of *Representatio*, in: Art Journal, Bd. XXXVIII, 1978, S. 22–28; Georg Kugler, Rudolf II. als Sammler, in: Prag um 1600. Kunst und Kultur am Hofe Rudolfs II., Austellungskatalog, Essen 1988, Bd. 2, S. 9–21; Eliska Fucíková, The Collection of Rudolf II in Prag, in: Origins (s. Anm. 37), S. 47–53

41. Bauer (s. Anm. 33), S. XIX, XXIX

42. Prag (s. Anm. 40), Bd. 1, Kat. Nrn. 726–731

43. Zit. nach Bauer (s. Anm. 33), S. XIV

44. Elisabeth Scheicher, Kunstkammer. Einleitung, in: Kunstkammer (s. Anm. 37), S. 13–23, hier: 19. Zur Sammlung von amerikanischen Exotika in Kunstkammern vgl. J. Miguel Morán/Fernando Checa, El colleccionismo en España. De la cámara de maravillas a la galería de pinturas, Madrid 1985, S. 129 ff und Christian F. Feest, Spanisch-Amerika in außerspanischen Kunstkammern, in: Kritische Berichte, Jg. 20, 1992, H. 1, S. 43–58, mit Verzeichnis der älteren Literatur.

45. Franz Adrian Dreier, Die Weltallschale Kaiser Rudolfs II., in: Mythen der Neuen Welt. Zur Entdeckungsgeschichte Lateinamerikas (Hg.: Karl-Heinz Kohl), Ausstellungskatalog, Berlin 1982, S. 110–120. Zur weltumspannenden Anlage der Kunstkammern: Friedrich Polleroß, »Joyas de las Indias« und »Parvus Mundus«. Sammlungen und Bibliotheken als Abbild

des Kosmos, in: Federschmuck und Kaiserkrone. Das barocke Amerikabild in den habsburgischen Ländern, Ausstellungskatalog, Wien 1992, S. 36–53

46. Johannes Kepler an Michael Mästlin, 1./11.6.1598, in: ders., Gesammelte Werke (Hg.: Max Caspar), Bd. XIII, München 1945, S. 218–232, hier: 222

47. »Scopus meus hic est, ut Caelestem machinam dicam non esse instar divinj animalis, sed instar horologii« (Johannes Kepler an Herwart von Hohenburg, 10.2.1605, in: ders., Gesammelte Werke, Bd. XV, 1951, S. 146. Vgl. Ewa Chojecka, Johann Kepler und die Kunst. Zum Verhältnis von Kunst und Naturwissenschaften in der Spätrenaissance, in: Zeitschrift für Kunstgeschichte, Bd. 30, 1967, S. 55–72, hier: 56; 55 ff auch zum Folgenden.

48. »Machina mundi artificialis«, Kupferstich, in: Johannes Kepler, Prodromus Dissertationum Cosmographicarum continens Mysterium Cosmographicum (...), Tübingen 1596, Taf. III nach S. 24; vgl. Gesammelte Werke (Hg.: Franz Hammer), Bd. VIII, München 1963, Tafel III nach S. 48. Vgl. J. V. Field, Kepler's Geometrical Cosmology, London 1988, S. 38 ff

49. Kepler an Kurfürst Friedrich von Württemberg, 17.2.1596 (s. Anm. 46), S. 50–54

50. Kepler an Mästlin, 1./11.6.1598 (s. Anm. 46), S. 225. Vgl. zum Zusammenspiel von Kunst, Industrietechnik und Automatenbau in Keplers Umkreis in Prag: Thomas DaCosta Kaufmann, »Ancients and Moderns« in Prague: Arcimboldo's Drawings for Silk Manufacture, in: Leids Kunsthistorisch Jaarboek, Bd. II, 1983 [1984], S. 179–207

51. Buch der Weisheit, 11, 21. Vgl. Maß, Zahl und Gewicht. Mathematik als Schlüssel zu Weltverständnis und Weltbeherrschung, Ausstellungskatalog, Wolfenbüttel 1989. Grundlegend bleibt aber hier und für alle Fragen der biblischen Begründung der Technik noch immer Stöcklein (s. Anm. 3), S. 68 ff und passim.

52. Platon, Timaios, 31b–36d. Vgl. Friedrich Ohly, Deus Geometra. Skizzen zu einer Geschichte der Vorstellung von Gott, in: Tradition als historische Kraft (Hg.: Norbert Kamp/Joachim Wollasch), Berlin u. a. 1982, S. 1–42, hier: 6–14. Zur Renaissance: Fritz Saxl, Science and Art in the Italian Renaissance, in: ders., Lectures, Bd. I, London 1957, S. 111–124, hier: 114 ff

53. Henricus Monantholius (Henri de Monantheuil), Aristotelis mechanica, Graeca, emendata, Latina facta, et Commentariis illustrata, Paris 1599, Epistola Dedicatoria, S. a III^r: »Mundus enim hic machina est, quidem machinarum maxima, efficacissima, firmissima, formosissima«. Zu Monantheuil: Rejer Hooykaas, Das Verhältnis von Physik und Mechanik in historischer Sicht, Wiesbaden 1963, S. 11–16. Allgemein: Eduard Jan Dijksterhuis, Die Mechanisierung des Weltbildes, Berlin u. a. 1956. Zur Geschichte der Uhr: Gerhard Dohrn-van Rossum, Die Geschichte der Stunde. Uhren und moderne Zeitrechnungen, München 1992. Zur Uhrenmetaphorik neben den bereits zitierten Arbeiten von Mayr und Berns (s. Anm. 32) auch Klaus Maurice/Otto Mayr, Die Welt als Uhr. Deutsche Uhren und Automaten 1550–1650, Ausstellungskatalog, München 1980

54. »Je ne reconnois aucune difference entre les machines *que font les artisans* les divers corps *que la nature seule compose*« (René Descartes, Les Principes de la Philosophie, IV/203, in: ders., Œuvres (Hg.: Charles Adam/Paul Tannery), Bd. IX/2, Paris 1978, S. 321).

55. Aldrovandi (s. Anm. 16), S. 767 f

56. Gaspard Grollier de Servière, Recueil d'ouvrages curieux, Lyon 1719, Taf. III. Vgl. Klaus Maurice, Der drechselnde Souverän. Materialien zu einer fürstlichen Maschinenkunst, Zürich 1985, S. 113 f

57. Maurice (s. Anm. 56), S. 16. Vgl. zum Motiv des Herrschers als Künstler allgemein, Martin Warnke, Hofkünstler. Zur Vorgeschichte des modernen Künstlers, Köln 1985, S. 297–302; zum Drechseln: ebda., S. 300

58. Johann Daniel Major, Kurtzer Vorbericht / betreffende D. Johann-Daniel Majors (...) Mvsevm Cimbricvm, oder insgemein so-genennte Kunst-Kammer, Plön 1688, II, §4, S. 7; vgl. Wolfgang Braungart, Die Kunst der Utopie. Vom Späthumanismus zur frühen Aufklärung, Stuttgart 1989, S. 147

59. Johann Daniel Major, Unvorgreiffliches Bedencken von Kunst- und Naturalien-Kammern ins gemein, Kiel 1674, § 5, S. A4v
60. Major (s. Anm. 59), § 7, S. A4r
61. Walter Hermann Ryff (Rivius), Von rechtem verstand / Wag und Gewicht, Nürnberg 1547, Widmung. Vgl. Stöcklein (s. Anm. 3), S. 125 und allgemein S. 42 ff. Zu diesem Motiv vgl. Hans Blumenberg, Der Prozeß der theoretischen Neugierde, Frankfurt/M. 1973, S. 196 ff und Frances A. Yates, Aufklärung im Zeichen des Rosenkreuzes, Stuttgart 1975, S. 108 f
62. John Locke, An essay concerning human understanding (Hg.: Peter H. Nidditch), Oxford 1975, hier: II/I, § 2 (15), S. 104
63. Ebda., I/II, § 15, S. 55
64. Ebda., II/XI, § 17, S. 163
65. Lorenzo Legati, Museo Cospiano Anesso A Quello Del Famoso Ulisse Aldrovandi E donato alla sua patria dall'illustrissimo Signor Ferdinando Cospi, Bologna 1677. Zum Prozeß der Zusammenführung: Paula Elizabeth Findlen, Museums, collecting and scientific culture in early modern Italy, Phil. Diss., Ann Arbor 1989, S. 7 ff
66. Alfons Rehmann, Die Geschichte der technischen Begriffe *fabrica* und *machina* in den romanischen Sprachen, Phil. Diss., Münster 1935, S. 104 ff. Vgl. Jörg Garms, Machine, Composition und Histoire in der französischen Kritik um 1750, in: Zeitschrift für Ästhetik und allgemeine Kunstwissenschaft, Bd. 16, 1971, S. 27–42. Zu »macchine« als bewegten Kunstwerken: Rudolf Preimesberger, Obeliscus Pamphilius, in: Münchner Jahrbuch der bildenden Kunst, Bd. XXV, 1974, S. 77–162, hier: 82 ff
67. Clément Pierre Marillier, Nouveaux Trophées ou Cartouches représentant les arts et les sciences composés avec les attributs qui les caractérisent, Paris s.d. [1762], Bibliothèque National.
68. Peter-Klaus Schuster, Melencolia I. Dürers Denkbild, 2 Bde., Berlin 1991, Bd. I, S. 333 f
69. Rainer Klibansky/Ernst Panofsky/Fritz Saxl, Saturn und Melancholie, London 1964, S. 390
70. Vor diesem Hintergrund wird bekräftigt, daß Galileo Galileis Philippika gegen die Kunstkammer nicht etwa einem modernen Zug seines Denkens entsprang, sondern seinem antimanieristischen Kunstbegriff, der ihn seinerseits zur absurden Ablehnung von Keplers Ellipsenbahnen führte (Erwin Panofsky, Galileo as a Critic of the Arts, in: Isis, Bd. 47, 1956, S. 3–15). Zur praekartesianischen Auffassung von der Welt als einer »gran macchina« bei Alessandro Piccolomini, Venedig 1540, S. 5r. Vgl. Heribert N. Nobis, Frühneuzeitliche Verständnisweisen der Natur und ihr Wandel bis zum 18. Jahrhundert, in: Archiv für Begriffsgeschichte, Bd. 11, 1967, S. 37–58, hier: 38, 51
71. Nach den Arbeiten von Daniel P. Walker, Spiritual and demonic magic: from Ficino to Campanella, London 1958 und Frances A. Yates, Giordano Bruno and the Hermetic Tradition, London 1965, haben sich hier ganze Forschungszweige entwickelt. Überblicke bieten: Reason, Experiment, and Mysticism (Hg.: Maria Luisa Righini Bonelli/William R. Shea), New York 1975 und: Die Alchemie in der europäischen Kultur- und Wissenschaftsgeschichte (Hg.: Christoph Meinel), Wiesbaden 1986
72. Plato, Timaios, 77c
73. Ernst Kris/Otto Kurz, Die Legende vom Künstler, Wien 1934, S. 72 ff
74. Karl Eusebius von Liechtenstein, Architekturtraktat, in: Viktor Fleischer, Fürst Karl Eusebius von Liechtenstein als Bauherr und Kunstsammler (1611–1684), Wien/Leipzig 1910, S. 195. Vgl. zum Autoren Brita von Götz-Mohr, Gedechtnis und Curiositet. Der Fürst als dilettierender Architekt und Sammler, in: Die Bronzen der Fürstlichen Sammlung Liechtenstein, Ausstellungskatalog, Frankfurt/M. 1986, S. 67–73
75. Bericht eines Besuchers von 1640, in: Ernst Kris, Der Stil »rystique«. Die Verwendung des Naturabgusses bei Wenzel Jamnitzer und Bernard Palissy, in: Jahrbuch der kunsthistorischen Sammlungen in Wien, N.F. Bd. I, 1926, S. 137–208, hier: 152.

76. Quiccheberg (s. Anm. 34), Cl. III/Insc. II, S. bij[r]: »Animalia fusa: ex metallo, gypso, luto, facticiaque materia qualicunque: qua arte apparent omnia viua: vt lacertae, angues, pisces, ranae, cancri, insecta, concha, quicquid eius generis est, quibus postremum coloribus fere' subuenitur, vt vera esse putentur«.

77. Scheicher (s. Anm. 37, Kunst- und Wunderkammern), S. 126, 132

78. Zu diesem Diktum von Paolo G. Lomazzo: David Summers, Michelangelo and the Language of Art, Princeton 1981, S. 80 ff und zuletzt, mit einem glänzenden Kommentar der Entwicklung dieses Begriffes bis zu William Hogarths schlangenförmiger »Schönheitslinie« von 1745, die Naturform, Kunstform, Lebendigkeit und Bewegung zusammenzufassen versuchte: Peter Gerlach, Zur zeichnerischen Simulation von Natur und natürlicher Lebendigkeit, in: Zeitschrift für Ästhetik und Allgemeine Kunstwissenschaft, Bd. XXXIV/2, 1989, S. 243–279

79. Bauer/Haupt (s. Anm. 40), Nrn. 1909, 1913, 1917 (Geweihe); 1907 (Raptusgruppe); 1908, 1918 (Laokoon); 1970 (Merkur); 1965 (Automat). Zum Zusammenhang von naturwissenschaftlicher Erkenntnis und innerem Drehmoment: Herbert Beck, Plädoyer für eine Museumsdidaktik, in: Aus hessischen Museen, Bd. 1, 1975, S. 23–32, hier: 28 f. Zu Automatenlandschaften: Braungart (s. Anm. 58), S. 134 f

80. Kris/Kurz (s. Anm. 73), S. 73–89; Verena Lily Brüschweiler-Mooser, Ausgewählte Künstleranekdoten, Phil. Diss. Bern 1969, Zürich 1973, S. 3–40; Françoise Frontisi-Ducroux, Dédale. Mythologie de l'artisan en grèce ancienne, Paris 1975, bes. S. 95–117. Zur Überlieferung: Otto Mayr, Automatenlegenden in der Spätrenaissance, in: Technikgeschichte, Bd. 41, 1974, S. 20–32

81. Reinhold Hammerstein, Macht und Klang. Tönende Automaten als Realität und Fiktion in der alten und mittelalterlichen Welt, Bern 1986

82. »quales fuerunt quae apud antiquos Daedali simulachra automata apellata sunt, quorum Aristoteles meminit, Vulcani Daedali tripodes seipsos mouentes, quos sponte sua in certamen prodiisse narrat Homerus, quos legimos in Hiarbae Gymnosophistae conuiuio seipsos motasse: aureasque statuas pincernarum structorum operam conuiuis praestasse (Henricus Cornelius Agrippa ab Nettesheim, De occulta philosophia, s.l. 1533, Buch II/1, S. i ii[r]; hier zit. nach dem fotomech. reprint [Hg.: Karl Anton Nowotny], Graz 1967, S. 111).

83. John Wilkins, Mathematical Magic: or, the Wonders that may be performed by Mechanical Geometry in two Books [1648], hier zit. nach: The Mathematical and Philosophical Works of the Right Rev. John Wilkins, 2 Bde., London 1802 (fotomech. reprint London 1970), Bd. II, Vorwort o.P. [vor S. 93]

84. Giovanni Paolo Lomażzo, Trattato dell'Arte della Pittura, Scultura ed Architectura, 3 Bde., Rom 1844, hier: II/1, in: Bd. I, S. 174 f

85. Bauer/Haupt (s. Anm. 40), Nrn. 2193–2196

86. Horst Bredekamp, Die Erde als Lebewesen, in: Kritische Berichte, Bd. 9, 1981, S. 5–37

87. »Ne tenant aucune apparence ny forme d'art, d'insculpture, ni labeur de main d'homme« (Bernard Palissy, Œuvres [Hg.: Anatole France], Charavay 1880 [fotomech. reprint Genf 1969], S. 82). Die übrigen Zitate S. 95 f, 98. Zu Palissys Alchemie: Wallace Kirsop, The Legend of Bernard Palissy, in: Ambix, Bd. 9, 1961, S. 136–154. Vgl. auch Kris (s. Anm. 75), S. 196

88. Salomon de Caus, Von Gewaltsamen bewegungen. Beschreibung etlicher, so wol nützlicher alß lustigen Machiner (...), Frankfurt/M. 1615, hier: Buch I, Vorrede, S. A iiiv. Zur Person: Reinhard Zimmermann, Hortus Palatinus. Die Entwürfe zum Heidelberger Schloßgarten von Salomon de Caus 1620, Kommentarband, Worms 1986, S. 7–12

89. Buch I, Problema XXIV, S. 31r–32r

90. Zimmermann (s. Anm. 88), S. 37 ff. Damit ist auch meine Deutung von 1981 hinfällig (s. Anm. 86, S. 536).

91. Ralf Töllner, Der unendliche Kommentar. Untersuchungen zu Kupferstichen aus Heinrich Khunraths »Amphitheatrum Sapientiae Aeternae Solius Verae (Hanau 1609), Hamburg 1992

92. Yates (s. Anm. 61), S. 77 f
93. Vgl. hierzu und zu »Grotten und Gärten als Museen ohne Wände«: Paula Elizabeth Findlen, The Museum: Its Classical Etymology and Renaissance Genealogy, in: Journal of the History of Collections, Bd. 1, 1989, Nr. 1, S. 59–78, hier: 60–62, Zitat S. 62
94. Johann Valentin Andreae, Fama Fraternitatis (1614), Confessio Fraternitatis (1615), Chymische Hochzeit: Christiani Rosencreutz. Anno 1459 (1616) [Hg.: Richard van Dülmen], Stuttgart 1976, S. 108
95. Andreae (s. Anm. 94), S. 117. Vgl. Braungart (s. Anm. 58), S. 75 f
96. Yates (s. Anm. 61), S. 203–208. Vgl. R. F. Ovenell, The Ashmolean Museum 1683–1894, Oxford 1986, S. 1–30
97. S. o. S. 26 ff. Vgl. allgemein Luigi Salerno, Arte, Scienza e Collezioni nel Manierismo, in: Scritti di Storia dell'Arte in Onore di Mario Salmi, Bd. III, Rom 1963, S. 193–214
98. Quiccheberg (s. Anm. 34), S. C iv^r ff
99. Schaefer (s. Anm. 33), S. 240 ff; DaCosta Kaufmann (s. Anm. 40), S. 25
100. Vitruv, I, 1 ff; I, vi, 4. Vgl. Detlef Heikamp, Zur Geschichte der Uffizien-Tribuna und der Kunstschränke in Florenz und Deutschland, in: Zeitschrift für Kunstgeschichte, Bd. 26, 1963, S. 193–268, hier: 208
101. Heikamp (s. Anm. 100), S. 216
102. Heikamp (s. Anm. 100), S. 199
103. William Schupbach, Some Cabinets of Curiosities in European Academic Institutions, in: Origins (s. Anm. 34), S. 169–178, hier: 169 f
104. Giorgio de Sepi, Romani Collegii Societatis Jesu Musaeum Celeberrimum, Amsterdam 1678. Vgl. P. Conor Reilly, Athanasius Kircher S. J., Master of a Hundred Arts 1602–1680, Wiesbaden/Rom 1974, S. 145–155; Universale Bildung im Barock. Der Gelehrte Athanasius Kircher, Ausstellungskatalog, Rastatt/Karlsruhe 1981
105. Ferdinandus de Marsilis (Luigi Ferdinando Conte de Marsigli), Atti Legali per la Fondazione dell'Istituto delle Scienze, ed Arti Liberali, Bologna 1728, S. III; vgl. die Würdigung durch Bernard de Fontenelle, Œuvres, Bd. 6, Paris 1752, S. 479–485
106. Michael Hunter, The Royal Society's »Repository« and its Background, in: Origins (s. Anm. 34), S. 159–168, hier: 159, 166
107. Histoire et Prestige de l'Académie des Sciences 1666–1966, Ausstellungskatalog, Paris 1966, S. 26
108. Maxime Préaud, »L'Académie des sciences et des beaux-arts«: le Testament graphique de Sébastien Leclerc, in: Revue d'art canadienne. Canadian Art Review, Bd. X, 1983, Nr. 1, S. 73–81, hier: 74 f
109. Ferrante Imperato, Dell'Historia Naturale di Ferrante Imperato (...), Neapel 1599
110. Tommaso Campanella, La Città del Sole, in: Scritti scelti di Giordano Bruno e di Tommaso Campanella (Hg.: Luigi Firpo), Turin 1968, S. 405–464, hier: 412 ff; zit. nach Klaus J. Heinisch, Der utopische Staat, Reinbek b. Hamburg 1960, S. 171–215, hier: S. 120 f. Vgl. Braungart (s. Anm. 58), S. 85
111. Braungart (s. Anm. 58), S. 112
112. Chojecka (s. Anm. 47), S. 61, 64
113. Johann-Christian Klamt, Der Runde Turm in Kopenhagen als Kirchturm und Sternwarte, in: Zeitschrift für Kunstgeschichte, Bd. 38, 1975, S. 153–170, hier: 156 ff
114. Johannes Kepler, Nova Astronomia, in: Gesammelte Werke, Bd. III, München 1937, S. 12 f; zit. nach der Übers.: Neue Astronomie (Übers.: Max Caspar), München/Berlin 1929, S. 16
115. Einen weiten Kreis möglicher Vorbilder zieht Marcin Fabianski, Iconography of the Architecture of ideal *Musaea* in the fifteenth to eighteenth Centuries, in: Journal of the History of Collections, Bd. 2, 1990, Nr. 2, S. 95–134, hier: 116 ff
116. Balsiger (s. Anm. 33), S. 571; Braungart (s. Anm. 58), S. 104 f

117. Francis Bacon, Nova Atlantis, in: ders., The Works (Hg.: James Spedding/Robert Leslie Ellis/Douglas Denon Heath), Bde. I–XIV, London 1857–1874, Bd. III, 1857, S. 125–166, hier: 164; zit. nach der Übers.: Heinisch (s. Anm. 113), S. 205, 212
118. Bacon (s. Anm .117), S. 115; zit. nach der Übers.: Heinisch (s. Anm. 113), S. 214 f
119. Francis Bacon, Valerius Terminus. Von der Interpretation der Natur (engl.-dt., Hg.: Franz Träger), Würzburg 1984, Vorwort, vor allem S. 42 f. Vgl. Paolo Rossi, Francis Bacon. From Magic to Science, London 1968, S. 84 ff, 128 ff; Hans Blumenberg, Der Prozeß der theoretischen Neugierde, Frankfurt/M. 1973, S. 194 ff
120. Braungart (s. Anm. 58), S. 103 f
121. Francis Bacon, Distributio Operis, in: Works (s. Anm. 117), I, 1857, S. 134–145, hier: 141: »Quoad congeriem vero, conficimus historiam non solum naturae liberae ac solutae (...), qualis est historia coelstium, meteororum, terrae et maris, mineralium, plantarum, animalium; sed multo magis naturae constrictae et vexatae; nempe, cum per artem et minsterium humanum de statu suo detruditur, atque premitur et fingitur. Itaque omnia artium mechanicarum, omnia operativae partis liberalium, omnia practicarum complurium quae in artem propriam non coaluerunt, experimenta (...) perscribimus. (...) Quandoquidem natura rerum magis se prodit per vexationes artis quam in libertate propria«.
122. Francis Bacon, The Essays or Councels, in: ders., Works (s. Anm. 117), VI, 1861, § 18, S. 417: »cabinets and rarities«. Vgl. dt.: Essays oder praktische und moralische Ratschläge (Übers.: Levin L. Schücking), Stuttgart 1970, S. 60
123. Francis Bacon, Gesta Grayorum, in: ders., Works (s. Anm. 117), VIII, 1862, S. 332–342, hier: 335: »The third, a goodly huge cabinet, wherein whatsoever the hand of man by exquisite art or engine hath made in rare in stuff, form, or motion; whatsoever singularity chance and the shuffle of things hath produced; whatsoever Nature hath wrought in things that want life and may be kept; shall be sorted and included. The fourth such a still-house, so furnished with mills, instruments, furnaces, and vessels, as may be a palace fit for a philosopher's stone«. Vgl. Gerard l'E. Turner, The Cabinet of Experimental Philosophy, in: Origins (s. Anm. 34), S. 214–222, hier: 220. Zum Zeitbezug der frühen Entwürfe einer Revolution des Wissens: Wolfgang Krohn, Francis Bacon, München 1987, S. 23 f
124. Francis Bacon, Of the Proficience and Advancement of Learning Divine and Human, in: Works (s. Anm. 117), III, 1857, II, I, 3, S. 330; vgl. ders., De Augmentis Scientiarum, in: Works (s. Anm. 117), III, 1857, S. 413–837, II, 2, S. 496, dt.: Über die Würde und den Fortgang der Wissenschaften (Übers.: Johann Hermann Pfingsten), Pest 1783 (fotomech. reprint Darmstadt 1966), S. 173
125. Um 1580, Kunsthistorisches Museum, Wien, Sammlungen Schloß Ambras, Inv. Nr. 8329
126. Roberto Zapperi, Arrigo le Velu, Pietro le Fou, Amon le Nain et autres Bêtes: Autour d'un Tableau d'Agostino Carrache, in: Annales Économies Sociétés Civilisations, 1985, Nr. 2, S. 307–327
127. Ulisse Aldrovandi, Monstrorum historia, Bologna 1642, S. 16. Zu Bacons Deutung der Monster grundlegend: Katharine Park/Lorraine J. Daston, Unnatural Conceptions: The Study of Monsters in Sixteenth- and Seventeenth-Century France and England, in: Past and Present, Bd. 92, 1981, S. 20–54, hier: 43 ff. Zu Monstren zuletzt: William B. Ashworth Jr., Remarkable Humans and Singular Beasts, in: Age (s. Anm. 13), S. 113–144
128. Francis Bacon, Novum Organum, sive Indicia Vera de Interpretatione Naturae, in: Works (s. Anm. 117), I, 1857, II, 29, S. 282
129. Bacon, Organum (s. Anm. 117), II, 1, S. 282 f; hier zit. nach: ders., Neues Organ der Wissenschaften (Übers.: Anton Theobald Brück), Leipzig 1830 (fotomech. reprint Darmstadt 1974), S. 151 f
130. Hier nimmt Bacon den antiken Topos vom Experiment als Folter auf: Hartmut Böhme, Gaia. Bilder der Erde von Hesiod bis James Lovelock, in: Terre – Repere – Terre / Erde – Zeichen – Erde [usw.], Hamburg 1992, S. 18–64, hier: 40 f

131. Bacon, Advancement (s. Anm. 124), II, I, 6, S. 73: »For as a man's disposition is never well known till he be crossed, nor Proteus ever changed shape till he was straitened and held fast; so the passages and variations of nature cannot appear so fully in the liberty of nature, as in the trials and vexations of art«. Vgl. Organum (s. Anm. 128), I, 98, S. 203: »Occulta naturae magis se produnt per vexationes artium, quam cum cursu suo meant«.
132. Bacon, De Augmentis (s. Anm. 124), II, 2, S. 496: »Artificialia a naturalibus non Forma aut Essentia, sed Efficiente solummodo, differe«.
133. Bacon, De Augmentis (s. Anm. 124), II, 2, S. 496: »Libenter autem Historiam Artium ut Historiae Naturalis speciem constituimus«.
134. Bacon, De Augmentis (s. Anm. 124), II, 2, S. 498: »Quod a miraculis naturae ad miracula artis expeditus sit transitus et pervius. Neque enim huic rei plus inest negotii, praeterquam ut naturae vestigia persequaris sagaciter, cum ipsa sponte aberret; ut hoc pacto postea, cum tibi libuerit, eam eodem loci deducere et compellere possis«.
135. Altes Testament, Sprüche Salomons, 8, 30f: »Cum eo [= deo] eram, cuncta componens. / Et delectabar per singulos dies, / Ludens coram eo omni tempore, / Ludens in orbe terrarum; / Et deliciae meae esse cum filiis hominum.«
136. Beda Venerabilis, Super Parabolas Salomonis Allegorica Exposito, in: Migne Patrologia Latina, Bd. 91, 1862, Sp. 966b. Zum Hebräischen: Othmar Keel, Die Weisheit spielt vor Gott, Freiburg/Göttingen 1974, S. 29f, 69f.
137. Nomoi, 803 c, 804 b
138. Kaspar Schott, Magia Optica, das ist: geheime doch naturmässige Gesicht- und Augen-Lehr, Bamberg 1671, S. 153; vgl. Stöcklein (s. Anm. 3), S. 85
139. »Haes atque talia ex homunium genere ludibria sibi, nobis miracula ingeniosa fecit natura« (C. Plinius Secundus d. Ä., Naturalis Historiae [Hg. u. Übers.: Roderich König u. Gerhard Winkler], Tusculum-Ausg., Bd. VII, 1975, S. 32 [VII, II, 32]). Vgl. Bd. IX, 1979, S. 78 (IX, XXXIII, 102); Bd. XXI/XXII, 1985 (XXI, I, 1). Vgl. Paula Findlen, Jokes of Nature and Jokes of Knowledge: The Playfulness of Scientific Discourse in Early Modern Europe, in: Renaissance Quarterly, Bd. XLIII, 1990, Nr. 2, S. 292–331, hier: 296. Noch Linné spricht angesichts der Monstren von einem »Scherz« der Natur (Lepenies [s. Anm. 11], S. 70, 173).
140. Leone Battista Alberti, On Painting and on Sculpture – The Latin Texts of *De Pictura* and *De Statua* (Hg: Cecil Grayson), Oxford 1972, §1, S. 120. Vgl. Horst Woldemar Janson, The »Image Made by Chance« in Renaissance Thought, in: De Artibus Opuscula XL. Essays in Honor of Erwin Panofsky (Hg.: Millard Meiss), Bd. I, New York 1961, S. 254–266 und Baltrusaitis (s. Anm. 16), S. 55 ff, der von Leonardo da Vincis ähnlichlautender Bemerkung in bezug auf Zufallsbilder auf Mauern ausgeht.
141. Parmenides, 137 b. Zur Anregung durch zeitgenössische Spiele vgl. Wolfgang Breidert, Rhythmomachie und Globusspiel. Bemerkungen zu zwei mittelalterlichen Lehrspielen, in: Mitteilungen und Forschungsbeiträge der Cusanus-Gesellschaft, Bd. 10, 1973, S. 155 bis 171
142. Nikolaus von Kues, Vom Globusspiel (Übers.: Gerda von Bredow), Hamburg 1978, 2, S. 1
143. Ebda., 45, S. 34
144. Carolyn Merchant, Der Tod der Natur. Ökologie, Frauen und neuzeitliche Naturwissenschaft, München 1987, S. 189f; dagegen Yates, Aufklärung (s. Anm. 61), S. 129ff und Krohn (s. Anm. 123), S. 135ff, 173 zum methodisch fragmentarischen und nicht etwa linear fortschreitenden Charakter von Bacons Wissensrevolution und S. 165f zur ethischen Verantwortung der Forscher von »Neu-Atlanis«.
145. Bacon, Organum (s. Anm. 128), II, 31, S. 286: »Rursus, inter Ingenia et Manus Hominis, non prorsus contemnenda sunt praestigiae et jocularia. Nonulla enim ex istis, licet sint usu levia et ludicra, tamen informatione valida esse possunt«.
146. Michael Maier, Lusus serius, Oppenheim 1616. Vgl. Yates, Aufklärung (s. Anm. 61), S. 94f

147. Thomas DaCosta Kaufmann, Arcimboldos Serious Jokes: »Mysterious but Long Meaning«, in: The Verbal and the Visual. Essays in Honor of William Sebastian Heckscher (Hg.: Karl-Ludwig Selig u. Elisabeth Sears), New York 1990, S. 59–86
148. Ambroise Paret, Des monstres et prodiges (Hg.: Jean Céard), Genf 1971, S. 139; vgl. Park/Daston (s. Anm. 127), S. 41
149. Bacon, Organum (s. Anm. 128), II, 31, S. 285 f: »Quocirca omnia inventa quae censeri possunt magis nobilia (si animum advertas) in lucem prodiere nullo modo per pusillas enucleationes et extensiones artium, sed omnino per casum«.
150. Braungart (s. Anm. 58), S. 16–81. Zur Architektur: Hanno-Walter Kruft, Städte in Utopia. Die Idealstadt vom 15. bis zum 18. Jahrhundert, München 1989, S. 79 f
151. Johann Valentin Andreae, Christianopolis (Hg. u. Übers.: Wolfgang Biesterfeld), Stuttgart 1972, S. 32, 34; vgl. Stöcklein (s. Anm. 3), S. 84–86, Braungart (s. Anm. 58), S. 70 ff; zum religiösen Gehalt von Andreaes Spielbegriff: Harald Scholtz, Evangelischer Utopismus bei Johann Valentin Andreae. Ein geistiges Vorspiel zum Pietismus, Stuttgart 1957, S. 12–23. Zum literarischen Sinn: Richard van Dülmen, Die Utopie einer christlichen Gesellschaft: Johann Valentin Andreae (1568–1654), Stuttgart 1978, S. 95–97. Allgemein auch: Johan Huizinga, Homo Ludens. Vom Ursprung der Kultur im Spiel [1938], Reinbek b. Hamburg 1987; Hugo Rahner, Der spielende Mensch, Einsiedeln 1952
152. Andreae (s. Anm. 151), §47, S. 73
153. Andreae (s. Anm. 151), § 48, S. 73 f
154. Andreae (s. Anm. 151), § 44, S. 69
155. Matthäus Merian, Radierung, in: Robert Fludd, Utriusque cosmi, majoris scilicet et minoris, metaphysica, physica atque technica historia, Bd. 1, Oppenheim 1617, S. 4/5. Vgl. Wolfgang Kemp, Natura. Ikonographische Studien zur Geschichte und Verbreitung einer Allegorie, Phil. Diss. Tübingen 1973, S. 88 f
156. Schott (s. Anm. 138), S. 153; vgl. Stöcklein (s.Anm.3), S. 85
157. Besson (s. Anm. 22), S. A 2 v. Weitere Beispiele bei Stöcklein (s. Anm. 3), S. 84 ff
158. De Caus (s. Anm. 88), Widmung, o.P.
159. Athanasius Kircher, Neue Hall- und Thonkunst / oder mechanische Gehaim-Verbindung der Kunst und Natur durch Stimme und Hall-Wissenschaft gestifftet (...), Nördlingen 1684, Vorrede o.P.
160. Andreae (s. Anm. 151), § 13, S. 32 f
161. Daniel Guilelmus Mollerus, De Technophysiotameis, Von Kunst= und Naturalien= Kammern, Phil. Diss., Altdorf 1704, Cap.II, S. 9
162. »Hic enim orbem in domo, imo in Museaeo, id est microcosum seu rerum omnium rariorum Compendium« (Pierre Borel, Les Antiquitez, Raretez, Plantes, Minéraux, autres choses considerables de la Ville et du Comté de Castres [...], Castres 1649, S. 132. Vgl. Balsiger [s. Anm. 33], S. 566, Krzysztof Pomian, Collection-Microcosme et la Culture de la Curiosité, in: Science Crededenze Occulte Livelli di Cultura [Hg.: Istituto Nazionale di Studi sul Rinascimento], Florenz 1982, S. 535–557, hier: 535 f sowie Schnapper [s. Anm. 13], S. 231–235).
163. Major (s. Anm. 58), § 14, S. 9
164. Legati (s. Anm. 65), S. 20 f; vgl. Findlen (s. Anm. 139), S. 305, 309. Vom »Scherzar Natura« spricht Legati mehrfach auch im Kapitel über die Fossilien (S. 164 ff); ein Begriff, den auch der natur- wie kunstgeschichtlich gleich interessierte Sammler Cassiano dal Pozzo verwendete (David Freedberg, Ferrari on the Classification of Oranges and Lemons, in: Documentary Culture. Florence and Rome from Grand-Duke Ferdinando I to Pope Alexander VII [Hg.: Elisabeth Cropper u.a.], Bd. 3, Bologna 1992, S. 287–306, hier: 298). Zum »lusus naturae« schon in der Sammlungssystematik Aldrovandis vgl. Giuseppe Olmi, Giuseppe Aldrovandi. Scienza e natura nel secondo cinquecento, Trient 1976, S. 79 ff
165. Olaf Worm, Museum Wormianum, Louvin 1655, S. 81; vgl. Findlen (s. Anm. 139), S. 292

166. Kaspar Schott, Physica curiosa, Würzburg 1697, Bd. II, S. 1362; vgl. Findlen (s. Anm. 139), S. 313

167. Zu Bacon, Organum (s. Anm. 128), II, 1 und den Begriffen der »natura naturans« und »fons emanationis«: Krohn (s. Anm. 123), S. 115 f, 128

168. Herbert Dieckmann, Naturgeschichte von Bacon bis Diderot: Einige Wegweiser, in: Reinhard Kosellek/Wolf-Dieter Stempel (Hg.), Geschichte – Ereignis und Erzählung, München 1973, S. 95–114, hier: 98. Vgl. auch Braungart (s. Anm. 58), S. 98 f

169. Bacon (s. Anm. 117, Heinisch), S. 212

170. Peter Frieß, Rettung einer Automatenfigur, in: Uhren. Alte und moderne Zeitmessung, 1988, Nr. 4, S. 40–50; Adelheid von Herz, Androiden des 16. Jahrhunderts, Magisterarbeit, Hamburg 1990. Zu Automaten in Kunstkammern auch: Moràn/Checa (s. Anm. 44), S. 207 f

171. Krohn (s. Anm. 123), S. 135 ff, 147 f

172. Bacon, Organum (s. Anm. 128), II, 31, S. 284: »Periculum enim est, ne per hujusmodi opera artis, quae videntur velut summitates quaedam et fastigia industriae humanae, reddatur intellectus attonitus et ligatus et quasi maleficiatus quoad illa«.

173. Francis Bacon, De Sapientia Veterum, in: ders., Works (s. Anm. 117), VI, 1858, S. 605–686, 628: »Sapientia prisci saeculi, aut magna aut felix fuit«; vgl. ders., Weisheit der Alten (Hg.: Philipp Rippel, Übers.: Marina Münkler), Frankfurt/M. 1990, S. 13

174. Thomas Tenison, Baconiana, London 1679, S. 57

175. Bacon, De Augmentis (s. Anm. 124), II, 4, S. 503 f. Vgl. Paul Arthur Memmesheimer, Francis Bacons Verhältnis zur Bildenden Kunst und seine Vorstellungen von einer Kunstgeschichte, in: Schülerfestgabe für Herbert von Einem zum 16. Februar 1965 (Hg.: Kunsthistorisches Institut der Universität Bonn), Bonn 1965, S. 165–171, hier: 169

176. Nikolaus Steno, De Solido Intra Solidvm Natvraliter Contento Dissertationis Prodromvs, 2 Bde., Berlin 1988. Bd. I: Faksimile der Ausg. 1669; Bd. II: Übers. von Karl Mieleitner, S. 17–92; Eginhard Fabian, Nicolaus Stenonis. Versuch einer Annäherung, S. 93–171, hier: 101, 111, 120, 120 f, 128

177. Robert Hooke, The Posthumous Works (Hg.: Richard Waller), London 1705, S. 411. Vgl. Francis C. Haber, Fossils and Early Cosmology, in: Forerunners of Darwin: 1745–1859 (Hg. Bentley Glass u.a.), Baltimore 1968, S. 3–29, hier: 27

178. Ebda., S. 335. Vgl. Martin J. S. Rudwick, The Meaning of Fossils. Episodes in the History of Palaeontology, London/New York 1972, S. 74. Zum Zusammenhang von Descartes' geschichtlicher Sicht der Sterne mit den historisierenden Auffassungen Stenos und Hookes ebda., S. 76

179. Thomas Burnet, Theoria Sacra Telluris, d. i. Heiliger Entwurff oder Biblische Betrachtung des Erdreiches (Übers.: Johann Jacob Zimmermann), Hamburg 1698, I, IV, S. 25 f

180. Stephen Jay Gould, Die Entdeckung der Tiefenzeit. Zeitpfeil und Zeitzyklus in der Geschichte unserer Erde, München 1990, S. 91 f

181. Rüdiger Campe, Bezeichnen, Lokalisieren, Berechnen, Mskpt., ersch. in: Der ganze Mensch. Anthropologie und Literatur im 18. Jahrhundert, Stuttgart 1993. Zu Kant: Andreas Heinrich Trebels, Einbildungskraft und Spiel. Untersuchungen zur kantischen Ästhetik, Bonn 1967. Friedrich Schiller, Über die ästhetische Erziehung des Menschen, in: ders., Werke in Einzelausgaben (Hg.: Benno von Wiese), Gedichte, Prosa, Frankfurt/M. 1961, Briefe 14 f, S. 524–532

182. Petrus Ramus, Scholarum Mathematicarum, Frankfurt/M. 1599, S. 101: Verumenimvero Britanniam antea cohortati sumus, Germaniam laudavimus: Italia vero omni genere laudis cohortationis mihi complectanda est, artium praestantia ingeniorumque (...). Habet Italia multas nobiles Academias, in quibus si suus honor mathematis habeatur».

183. Gottfried Wilhelm Leibniz, Zwei Plane zu Societäten, in: ders., Werke (Hg.: Onno Klopp), Reihe I, Bd. I, Hannover 1864, S. 109–148, hier: 135. Vgl. Ludwig Stockinger, Ficta Respublica. Gattungsgeschichtliche Untersuchungen zur utopischen Erzählung in der deut-

schen Literatur des frühen 18.Jahrhunderts, Tübingen 1981, S. 100 ff; Braungart (s. Anm. 58), S. 166 ff

184. Leibniz (s. Anm. 183), S. 135 f

185. Leibniz (s. Anm. 183), S. 125

186. Charles Perrault, Parallèle des Anciens et des Modernes en ce qui Regarde les Arts et les Sciences, 4 Bde., Paris 1688–1697, fotomech. reprint München 1964, Bd. I, S. 76 ff [= S. 120]

187. Jakob Leupold, Theatrum Machinarum Generale, Schau-Platz des Grundes mechanischer Wissenschaften, Leipzig 1724, Vorrede, S. 3 f

188. Brieflicher Bericht von Georg Gustav von Völckersahm, 4.11.1769; hier zit. nach: Rose-Marie Hurlebusch/Karl Ludwig Schneider, Die Gelehrten und die Großen. Klopstocks »Wiener Plan«, in: Der Akademiegedanke im 17. und 18.Jahrhundert (Hg.: F.Hartmann/R. Vierhaus), Bremen-Wolfenbüttel 1977, S. 63–96, hier: 72

189. Johann Beckmann, Anleitung zur Technologie, oder zur Kentniß der Handwerke, Fabriken und Manufacturen, vornehmlich derer, die mit der Landwirtschaft, Polizey und Cameralwissenschaft in nächster Verbindung stehn. Nebst Beiträgen zur Kunstgeschichte, Göttingen ^{2}1780, S. 10 f. Zu Beckmann: Manfred Beckert, Johann Beckmann, Leipzig 1983. Vgl. auch: Johann Beckmann Journal, Bd. 1 ff, 1986 ff.

190. Beckmann (s. Anm. 189), S. 18

191. Beckmann (s. Anm. 188), Vorrede, S. a3^{v}

192. Johann Wolfgang von Goethe, Tagebuch der italiänischen Reise, in: Tagebücher (=Weimarer Ausgabe, Abt.III, Bd. I), Weimar 1887, S. 266

193. Kupferstich, Titelblatt zu: A Succinct Description of that Elaborate and Matchless Pile of Art, Called the Microcosm (...), anonym, o.O. o.J., Paris, Bibliothèque National, Cab. des Est., Le 64 fol

194. Hier zit. nach: Maurice (s. Anm. 30), S. 44

195. Helmut Grötzsch/Jürgen Karpinski, Dresden. Mathematisch-Physikalischer Salon, Leipzig 1978, S. 12 f. Zur Gesamtentwicklung: Friedrich Klemm, Geschichte der naturwissenschaftlichen und technischen Museen, München 1973, S. 29 ff

196. Ketelsen (s. Anm. 37), S. 143

197. Georges-Louis Leclerc, Comte de Buffon, Allgemeine Historie der Natur nach allen ihren besonderen Theilen abgehandelt; nebst einer Beschreibung der Naturalienkammer Sr. Majstät des Königs von Frankreich mit einer Vorrede Herrn Doctor Albrechts von Haller, Bd. II, Hamburg u. Leipzig 1752, S. 4 f

198. Buffon (s. Anm. 197), Erster Theil, Hamburg/Leipzig 1750, S. 4 f

199. Carl Vogt, Zoologische Briefe. Naturgeschichte der lebenden und untergegangenen Thiere, für Lehrer, höhere Schulen und Gebildete aller Stände, 2 Bde., Frankfurt/M. 1851, hier zit. nach: Lepenies (s. Anm. 11), S. 167. Zur Kritik an den Naturalienkabinetten: ebda., S. 57.

200. Wolf von Engelhardt, Wandlungen des Naturbildes der Geologie von der Goethezeit bis zur Gegenwart, in: Das Naturbild des Menschen (Hg.: Jörg Zimmermann), München 1982, S. 45–73, hier: 48

201. Carl von Linné, Lappländische Reise (Übers.: H. C. Artmann), Frankfurt/M. 1975, S. 89. Daß Linné keinesfalls jene kristalline Ratio allein verkörpert, die ihm seine Anhänger anhafteten, bezeugt auch seine »Nemesis Divina«; eine krude Vergeltungstheologie, die zwischen Ereignissen Brücken zu schlagen versuchte, die nichts miteinander zu tun hatten (Carl von Linné, Nemesis Divina [Hg.: Wolf Lepenies/Lars Gustafsson, Übers.: Ruprecht Volz], München 1981. Vgl. auch Wolfgang Lepenies, Naturgeschichte und Anthropologie im 18. Jahrhundert, in: Historische Zeitschrift, Bd. 231, 1980. S. 21–41, hier: 25 ff).

202. Carolus Linnaeus (Carl Linné), Museum Adolpho-Fridericianum (...), Holmiae 1746; ders., Museum S. ae R.ae M.tis Ludovicae Ulricae Reginae Svecorum, Gothorum, Vandalorumque (...), Holmiae 1764; David Hultmann, Instructio Musei Rerum Naturalium, Upsa-

liae 1753, in: Carolus Linnaeus, Amoenitates Academicae; seu Dissertationes Variae (...), Bd. III, Stockholm 1756, S. 446–464

203. Carolus Linnaeus, Systema Naturae sive Regna tria Naturae (...) / Natur-Systema, oder in ordentlichem Zusammenhang vorgetragene Drey Reiche der Natur (...) (Übers.: Johann Joachim Langen), Halle 1740, S. a3[v]

204. Johann Ernst Hebenstreit, Museum Richterianum, continens Fossilia Animalia Vegetabilia (...), Leipzig 1743, S. 18

205. Zur Tradition: Christian Hülsen, Römische Antikengärten des 16. Jahrhunderts, Heidelberg 1917, S. XI. Zum Charakter der Villa: Steffie Röttgen, Die Villa Albani und ihre Bauten, in: Forschungen zur Villa Albani. Antike Kunst und die Epoche der Aufklärung (Hg.: Herbert Beck/Peter C. Bol), Berlin 1982, S. 59–122, hier: 101; Elisabeth Schröter, Die Villa Albani als Imago Mundi. Das unbekannte Fresken- und Antikenprogramm im Piano Nobile der Villa Albani in Rom, in: Forschungen (s. Anm. 1, Vorwort), S. 185–299, hier: 289; Bredekamp (s. Anm. der Einleitung), S. 512

206. Schröter (s. Anm. 205)

207. Carl Justi, Winckelmann und seine Zeitgenossen, 3 Bde., Köln 1956, hier: Bd. II, S. 158 ff und Schröter (s. Anm. 205), S. 287 f

208. Johann Joachim Winckelmann, Brief vom 4.2.1758, in: ders., Briefe, 4 Bde, Berlin 1952–1957, hier: Bd. I, S. 324

209. Agnes Allroggen-Bedel, Die Antikensammlung in der Villa Albani zur Zeit Winckelmanns, in: Forschungen (s. Anm. 1, Vorwort), S. 301–380, hier: 328

210. Wolf Lepenies, Johann Joachim Winckelmann. Kunst- und Naturgeschichte im achtzehnten Jahrhundert, in: Johann Joachim Winckelmann 1717–1786 (Hg.: Thomas W. Gaehtgens), Hamburg 1986, S. 221–237

211. Johann Joachim Winckelmann, Geschichte der Kunst des Alterthums, Dresden 1764, I/1, S. 26

212. Winckelmann (s. Anm. 211), II, S. 407

213. Ebda., I/1, S. 28. So bedeutsam derartige Äußerungen waren, kann Winckelmanns Leben in Rom keineswegs nur als Idylle in Freiheit gesehen werden: Hellmut Sichtermann, Winckelmann in Italien, in: Winckelmann (s. Anm. 210), S. 121–160.

214. Winckelmann, Brief vom 4.2.1758 (s. Anm. 208), S. 326. Vgl.: Max L. Baeumer, Klassizität und republikanische Freiheit in der außerdeutschen Winckelmann-Rezeption des späten 18. Jahrhunderts, in: Winckelmann (s. Anm. 210), S. 195–219, hier: 197 ff. Zur Vorgeschichte der Projektion des modernen Freiheitsbegriffs auf Athen oder Rom: Johannes Dobai, Die Kunstliteratur des Klassizismus und der Romantik in England, Bd. I, Bern 1974, S. 676–679

215. Winckelmann (s. Anm. 211), II, S. 316

216. Winckelmann (s. Anm. 211), S. 3

217. Justi (s. Anm. 207), Bd. I, S. 52; Winckelmann (s. Anm. 208), Bd. III, S. 49

218. Hermann Samuel Reimarus, Abhandlungen von den vornehmsten Wahrheiten der natürlichen Religion [1754], Hamburg 1791 (6. Aufl.), S. 131 f, 133; vgl. Wilhelm Schmidt-Biggemann, Maschine und Teufel, München 1975, S. 90

219. Johann Joachim Winckelmann, Von der Grazie in Werken der Kunst, in: ders., Kleine Schriften. Vorreden. Entwürfe (Hg.: Walther Rehm), Berlin 1968, S. 157–162, hier: 161

220. Anton Raphael Mengs, Della Composizione di Raffaello, in: ders., Opere (Hg.: Giuseppe Niccola d'Azara/Carlo Fea), Rom 1787, S. 119; vgl. Garms (s. Anm. 66), S. 31

221. Winckelmann (s. Anm. 219), S. 157

222. Von Brutus zu Marat: Kunst im Nationalkonvent 1789–1795 (Hg.: Katharina Scheinfuss), Dresden 1973, S. 126, 188. Vgl. Baeumer (s. Anm. 214), S. 206 ff

223. Baeumer (s. Anm. 214), S. 212 ff

224. Jacques-Luc Barbier am 20.10.1794 vor der Nationalversammlung, in: Gaston Brière, Le Peintre J. L. Barbier et les conquêtes artistiques en Belgique (1794), in: Bulletin de la

Société de l'Histoire de l'Art français, 1920, S. 204–210, hier: 206; vgl. Paul Wescher, Kunstraub unter Napoleon, Berlin 1976, S. 38

225. Alexandre Lenoir, zit. nach: Günter Busch, Die Museifizierung der Kunst und die Folgen für die Kunstgeschichte, in: Kunst und Kunsttheorie 1400–1900 (Hg.: Peter Ganz u. a.), Wiesbaden 1991, S. 219–229, hier: 221 f

226. Zum Museum als »Asyl«: Busch (s. Anm. 225), S. 220

227. Giovanni Battista Piranesi, Della Magnificenza ed Architettura de'Romani, Rom 1761, XXXVI, S. LIII; Vitruv, De Architectura, I, III, 2. Vgl. Nobert Miller, Archäologie des Traums. Versuch über Giovanni Battista Piranesi, München/Wien 1978, S. 233 ff

228. »Fatte più dalla Natura che dall'arte« (Giovanni Battista Piranesi, Antichità Romane de'Tempi della Repubblica e de'Primi Imperatori, Rom 1748, Bd. III, Tafel LIII. Die Werkzeuge: LIV). Vgl. zur Vorgeschichte und zum Fortwirken dieses Motivs; Bruno Reudenbach, Natur und Geschichte bei Ledoux und Boullée, in: Idea, Bd. VIII, 1989, S. 31–56, hier: 46

229. Giovanni Battista Piranesi, Antichità di Cora, Rom 1764, Taf. I

230. Giovanni Battista Piranesi, Carceri d'Invenzione, ca. 1760, Taf. IX. Vgl. Hans Magnus Enzensberger, Mausoleum, Frankfurt/M. 1975, S. 38; Horst Bredekamp, Piranesis Foltern als Zwangsmittel der Freiheit, in: Kunst um 1800 und die Folgen. Werner Hofmann zu Ehren (Hg.: Christian Beutler u.a.), München 1988, S. 31–46.

231. Adam Ferguson, An Essay on the History of Civil Society, Edinburgh 1767 [photom. reprint New York 1971], S. 280: »Manufactures, accordingly, prosper most, where the mind is least consulted, and where the workshop may, without any great effort of imagination, be considered as an engine, the parts of which are men«. Vgl. zu diesem Komplex: Karl Marx, Das Kapital (= Karl Marx/Friedrich Engels, Werke, Bd. 23), Bd. I, Berlin 1970, S. 383 f, 443–450

232. William Bailey, Die Beförderung der Künste, der Manufakturen und der Handelsschaft, München 1776; Übers. von: ders., The Advancement of Arts, Manufactures, and Commerce (. . .), London 1771

233. Heinrich von Kleist, Über das Marionettentheater, in: ders., Sämtliche Werke und Briefe (Hg.: Helmut Sembdner), 2 Bde., München 1961, Bd. 2, S. 338–345, hier: 344

234. Dugald Stewart, Lectures on Political Economy, in: Collected Works, Bd. VIII, Edinburgh 1855, S. 318

235. Wilhelm Blum, Kleists Marionettentheater und das Drahtpuppengleichnis bei Platon, in: Zeitschrift für Religions- und Geistesgeschichte, Bd. XXIII, 1971, S. 40–49; Rüdiger Bubner, Philosophisches über Marionetten, in: Kleist-Jahrbuch, 1980, S. 73–85; Rudolf Drux, Marionette Mensch. Ein Metaphernkomplex und sein Kontext von E.T.A.Hoffmann bis Georg Büchner, München 1986, S. 27 ff, 178 ff

236. E.T.A. Hoffmann, Der Sandmann, in: ders., Poetische Werke, Bd. 3, Berlin 1957, S. 3–44. Vgl. Jochen Schmidt, Die Geschichte des Genie-Gedankens in der deutschen Literatur, Philosophie und Politik 1750–1945, 2 Bde., Darmstadt 1985, Bd. II, S. 19 ff

237. Monika Steinhauser, Max Ernst. Dadamax, München/Zürich 1979; vgl. allgemein: Arturo Schwarz, Der Surrealist als homo ludens, in: Die Surrealisten (Hg.: Arturo Schwarz), Ausstellungskatalog, Frankfurt/M. 1989, S. 11–104; Werner Hofmann, Stil- und Sprachgeschichte: Julius von Schlossers »offenes System«, in: Merkur, Bd. 516, 1992, S. 253–257, hier: 255. Zur Wiederkehr der Kunstkammer in der Kunst des 20.Jahrhunderts bereitet das Sprengel Museum Hannover eine Ausstellung vor: »Die Erfindung der Natur«, 1994.

238. Giovanni Morelli hat die moderne Stilanalyse auf dem Prinzip begründet, daß die Handschrift eines Künstlers weniger zu entdecken ist, wo er Herr seiner Sinne ist, als vielmehr wo er sich eher unbewußt mit Nebensächlichkeiten abgibt. In Anlehnung an Morellis Methode hat Sigmund Freud die Psychoanalyse auf spielerischen und ephemeren Äußerungen wie den unbewußten Träumen, Gesten und Versprechern entwickelt (Carlo Ginzburg, Spurensicherung, in: ders., Spurensicherungen, Berlin 1983, S. 61–96). Aby Warburgs Formpsychologie des »bewegten Beiwerkes« hat die Ikonologie in ähnlichem Sinn mit Leben

gefüllt, und das Mnemosyne-Projekt hätte das aufklärerische Denken in assoziativen Bildern schließlich in globalem Maßstab entfalten sollen (Martin Warnke, »Der Leidschatz der Menschheit wird humaner Besitz«, in: Werner Hofmann, Georg Syamken, Martin Warnke, Die Menschenrechte des Auges. Über Aby Warburg, Frankfurt/M. 1980, S. 113–186).

239. Foucault (s. Anm. 16), S. 462

240. Vgl. die am Material entwickelte Kritik durch Schnapper (s. Anm. 13, S. 311)

241. Foucault (s. Anm. 16), S. 180

242. Krzysztof Pomian, Collectioneurs, amateurs et curieux. Paris, Venise: XVIe–XVIIIe siècle, Paris 1987; dt. [Teils.]: Der Ursprung des Museums. Vom Sammeln, Berlin 1988, S. 43 f

243. S. o. S. 43

244. Platon, Theaitetos, 191c; Aristoteles, De anima III.4 = 429 b–430 a. Zur Tradition bis in die Renaissance: Andreas Tönnesmann, Ein psychologisches Motiv bei Raffael, in: Arbor amoena comis. 25 Jahre mittellateinisches Seminar in Bonn 1965–1990 (Hg.: Ewald Könsgen), Stuttgart 1990, S. 293–304. Zum Manierismus: Hans-Joachim Raupp, Untersuchungen zu Künstlerbildnis und Künstlerdarstellung in den Niederlanden im 17. Jahrhundert, Hildesheim 1984, S. 86 f, 288 f

245. Bacon, Organum (s. o. S. 128), II, 10 ff

246. Didaco Saavedra Faxardo, Abriß Eines Christlich-Politischen Printzens, Jena/Helmstedt 1700, Sinnspruch II, S. 13 f. Eine erste Übersetzung war 1655 erschienen. Vgl. Rüdiger Klessmann, Ausstellungsbespr.: Rembrandt. Der Meister und seine Werkstatt. Gemälde (...), in: Kunstchronik, Jg. 45, 1992, H. 9, S. 441–456, hier: 447 f. Zu Locke s. o. S. 44

247. Alan M. Turing, On Computable Numbers, With an Application to the Entscheidungsproblem, Wiederabdruck in: Martin Davis (Hg.), The Undecidable: Basic Papers on Undecidable Proportions, Unsolvable Problems and Computable Functions, New York 1965, S. 116–151, hier: 117. Zur Kritik der philosophischen Metaphorik dieses Artikels: Günter Ropohl, Die Maschinenmetapher, in: Technikgeschichte, Bd. 58, 1991, Nr. 1, S. 3–14, hier: 6

248. David J. Bolter, Turing's Man: Western Civilization and Natural Man, New York 1977, S. 187 f

249. Stephen Todd u. William Latham, Evolutionary Art and Computers, London, San Diego usw. 1992, S. 209 f

250. Einen Versuch unternimmt: Images and Understanding. Thoughts about Images/Ideas about Understanding (Hg.: Horace Barlow, Colin Blakemore, Miranda Weston-Smith), Cambridge usw. 1990. Vgl. die emphatische Programmschrift von Barbara Maria Stafford (Body Criticism. Imaging the Unseen in Enlightenment Art and Medicine, Cambridge, M./London 1992; hier bes. S. xviii, 34–43, 477), die aus der Analyse des 18. Jahrhunderts ähnliche Konsequenzen zieht wie sie hier aus dem Material der Kunstkammern zu entwickeln versucht wurden.

Register der historischen Personen

Freibeuter!

Die Zeitschrift Freibeuter mischt sich viermal im Jahr *unter* Leser, die sich für Kultur und Politik interessieren, das heißt, die Gedichte lesen, politisch denken, »aller neuen Dinge begierig« sind. Und das nicht nur im nationalen Gehäus, sondern auch im europäischen Vorgarten.

Eintritt frei

Diese Abteilung enthält Aufsätze zu allgemeinen Fragen der Kultur, Wissenschaft und Politik.

Thema

Jedes Heft ist stets einem Thema gewidmet, wobei versucht wird, diesem Thema die ungewöhnlichen und weiterführenden Perspektiven abzugewinnen.

Blick zurück nach vorn

Geschichte als Gegenwart: ein älterer Text mit einem Kommentar aus heutiger Sicht.

Texte und Zeichen

Erstdrucke heutiger Poesie und Prosa, zeitgenössische Bilder

Spielplatz

hier ist das Toben (unter Aufsicht der Redaktion) gestattet: Rezensionen, Polemiken, Hinweise.

Schreiben Sie uns eine Postkarte –
wir schicken Ihnen dann gerne ein Probeheft zur Ansicht.

Kleine Kulturwissenschaftliche Bibliothek
Die bisher erschienenen Bände:

BRIAN VICKERS
Francis Bacon. Leben und Werk eines Universalgenies (KKB Band 3)

ARNALDO MOMIGLIANO *Die Juden in der Alten Welt* (KKB Band 5)

ANTHONY NORTHEY *Kafkas Mischpoche* (KKB Band 6)

ABY WARBURG *Schlangenritual. Ein Reisebericht* (KKB Band 7)

ALEXANDRE KOYRÉ *Galilei* (KKB Band 8)

KRZYSZTOF POMIAN *Der Ursprung des Museums* (KKB Band 9)

KEITH THOMAS *Vergangenheit, Zukunft, Lebensalter* (KKB Band 10)

FRANCES A. YATES *Giordano Bruno* (KKB Band 12)

CHRISTIAN MEIER
Die Welt der Geschichte und die Provinz des Historikers (KKB Band 15)

PIERRE NORA
Zwischen Geschichte und Gedächtnis (KKB Band 16)

KONRAD WÜNSCHE
Bauhaus: Versuche, das Leben zu ordnen (KKB Band 17)

KRZYSZTOF POMIAN
Europa und seine Nationen (KKB Band 18)

PIERRE BOURDIEU *Satz und Gegensatz.*
Über die Verantwortung des Intellektuellen (KKB Band 20)

THOMAS P. HUGHES u. a. *Ein Mann vieler Eigenschaften.*
Walther Rathenau und die Kultur der Moderne (KKB Band 21)

WALTER BURKERT *Wilder Ursprung.*
Opferritual und Mythos bei den Griechen (KKB Band 22)

CHRISTOPHER HILL
Über einige geistige Konsequenzen der englischen Revolution (KKB Band 23)

ULRICH K. PREUSS *Revolution, Fortschritt und Verfassung* (KKB Band 24)

JULIO CARO BAROJA *Der Inquisitor, der Eroberer, der Herr* (KKB Band 25)

YVES LACOSTE *Geographie und politisches Handeln* (KKB Band 26)

ALFRED SOHN-RETHEL
Das Geld, die bare Münze des Apriori (KKB Band 27)